J. Braun | S. Huggett
I. Kreft | A. Stoehr | H. von Wulffen

Antibiotika-Fibel

4. Auflage

 Medizinisch Wissenschaftliche Verlagsgesellschaft

Die Asklepios Praxisbibliothek

Experten in den über 100 Einrichtungen der Asklepios Kliniken dokumentieren und vermitteln seit Jahren ihr klinisches Know-how zu verschiedensten Fachthemen. Die Schriftenreihe Asklepios Praxisbibliothek macht diese wertvolle, bisher nur lokal verfügbare Expertise nun schrittweise allen Kliniken und dem breiten Fachpublikum zugänglich. Asklepios setzt damit ein weiteres, klares strategisches Zeichen für mehr Innovation und Qualität in der Patientenbehandlung.

Asklepios Praxisbibliothek

J. Braun | S. Huggett
I. Kreft | A. Stoehr | H. von Wulffen

Antibiotika Fibel

Rationale Antibiotikatherapie

4. Auflage

Medizinisch Wissenschaftliche Verlagsgesellschaft

Die Autoren

Prof. Dr. med. Jörg Braun
Innere Medizin
Park-Klinik Manhagen
Sieker Landstraße 19
22927 Großhansdorf

Dr. rer. nat. Isabel Kreft
Krankenhausapotheke
der Asklepios Kliniken
Hamburg GmbH
Tangstedter Landstraße 400
22417 Hamburg

Prof. Dr. med. Hinrik von Wulffen
MEDILYS Laborgesellschaft mbH
c/o Asklepios Klinik Altona
Paul-Ehrlich-Straße 1
22763 Hamburg

Dr. med. Susanne Huggett
MEDILYS Laborgesellschaft mbH
c/o Asklepios Klinik Altona
Paul-Ehrlich-Straße 1
22763 Hamburg

Dr. med. Albrecht Stoehr
ifi – Institut für Infektiologie
und Immunologie
c/o Asklepios Klinik St. Georg
Lohmühlenstraße 5
20099 Hamburg

Die Autoren danken Dr. Silja Strauss, HNO-Abteilung Asklepios Klinik St. Georg, Hamburg, und PD Dr. med. Tobias N. Meyer, Chefarzt der IV Med. Klinik – Nephrologie und Hypertensiologie Asklepios Klinik Barmbek, Hamburg, für die Mitwirkung an der 4. Auflage.

MWV Medizinisch Wissenschaftliche Verlagsgesellschaft mbH & Co. KG
Unterbaumstraße 4
10117 Berlin
www.mwv-berlin.de

ISBN 978-3-95466-292-0

Bibliografische Information der Deutschen Nationalbibliothek
Die Deutsche Nationalbibliothek verzeichnet diese Publikation in der Deutschen Nationalbibliografie; detaillierte bibliografische Informationen sind im Internet über http://dnb.d-nb.de abrufbar.

Produkt-/Projektmanagement: Frauke Budig, Susann Weber, Berlin
Lektorat: Monika Laut-Zimmermann, Berlin
Layout & Satz: eScriptum GmbH & Co. KG – Publishing Services, Berlin
Druck: druckhaus köthen GmbH & Co. KG, Köthen

Zuschriften und Kritik an:
MWV Medizinisch Wissenschaftliche Verlagsgesellschaft mbH & Co. KG, Unterbaumstr. 4, 10117 Berlin,
lektorat@mwv-berlin.de

Liebe Leserinnen und Leser,

in Deutschland erkranken jedes Jahr mehr als 500.000 Patienten an Krankenhausinfektionen. Die Zunahme antimikrobieller Resistenzen bei Bakterien stellt dabei das Gesundheitswesen vor eine große Herausforderung. Zunehmend werden durch multiresistente Erreger verursachte Infektionen aber auch ambulant und somit außerhalb von Krankenhäusern erworben. Infektionen durch resistente Bakterien sind schwierig zu therapieren, verlängern die Behandlungsdauer und haben erhöhte Mortalität und Behandlungskosten zur Folge.

Die Hauptursachen für die Zunahme von Antibiotika-Resistenzen sind die unsachgemäße Verordnung und Anwendung von Antibiotika sowie Mängel in der Hygiene. Der sachgerechten Verordnung von Antibiotika durch Ärztinnen und Ärzte kommt somit eine entscheidende Rolle bei der Verminderung des Selektionsdrucks und der Sicherung von Therapieoptionen zu. In der vorliegenden mittlerweile vierten Auflage der Antibiotikafibel haben die Autoren den Rückmeldungen der Leserschaft erneut Rechnung getragen und darüber hinaus neueste Empfehlungen aus den Leitlinien eingearbeitet.

Ich kann die Lektüre der Antibiotikafibel nur empfehlen und freue mich über das gelungene Format.

Prof. Dr. Christoph U. Herborn
Medizinischer Direktor der Asklepios Kliniken GmbH
Hamburg, November 2016

Vorwort

Wir freuen uns, Ihnen die Antibiotika-Fibel jetzt in der vierten Auflage zu präsentieren. Alle Kapitel sind aktualisiert. Neue Empfehlungen der KRINKO und aktuelle Leitlinien von Fachgesellschaften wurden berücksichtigt. Das Kapitel „Perioperative Prophylaxe" haben wir konkretisiert.

Mit unserer Antibiotika-Fibel sollen Sie im klinischen Alltag unterstützt werden, die in unseren Kliniken eingeführten Präparate – übersichtlich für die wichtigsten Infektionen – zielgerichtet in der richtigen Dosierung und notwendigen Therapiedauer einzusetzen. Wir möchten dem klinisch tätigen Arzt, aber auch den ABS-Teams in den Kliniken Entscheidungshilfe sein.

Es wird vor dem Hintergrund der Resistenzentwicklung weltweit immer wichtiger, Antibiotika nur dann einzusetzen, wenn eine behandlungsbedürftige Infektion vorliegt. Das Spektrum sollte so schmal wie möglich sein, damit uns die Breitbandantibiotika für die kalkulierte Therapie schwerer Infektionen ohne Erregernachweis weiter zur Verfügung stehen.

Die vorliegenden Empfehlungen haben wir mit größter Sorgfalt erstellt. Dennoch bitten wir Sie darum, im Einzelfall bei der Therapie Ihres Patienten unsere Angaben auf Richtigkeit zu überprüfen und individuelle Aspekte des Patienten zu berücksichtigen.

Gern nehmen wir Ihre Hinweise und Anregungen auf und freuen uns über eine Rückmeldung.

Hamburg, November 2016

Prof. Dr. med. J. Braun, Dr. med. S. Huggett, Dr. rer. nat. I. Kreft,
Dr. med. A. Stoehr, Prof. Dr. med. H. von Wulffen

Hinweise zur Antibiotikatherapie

- Antibiotika sind keine Antipyretika! Nur bei infektiöser Ursache verordnen. Fieber ohne weitere Entzündungsparameter (Leukozytose oder -penie, Linksverschiebung, CRP-, PCT-Erhöhung etc.) ist keine Indikation zur Therapie!
- Gezielte Therapie anstreben, vor Beginn der antimikrobiellen Therapie Erregernachweis durchführen, z.B. Wundabstriche, Blutkulturen bei V.a. Endokarditis, Sepsis oder Pneumonie. Mikroskopie erlaubt oft schnellen Rückschluss auf Erreger.
- Vor Beginn der Antibiotikatherapie Allergien erfragen.
- Kalkulierte (initiale) Antibiotikatherapie bis zum Eintreffen des Ergebnisses des Erregernachweises und der Resistenzbestimmung.
- Welcher Erreger kommt infrage?
- Wurde der Erreger innerhalb oder außerhalb des Krankenhauses erworben?
- War der Patient im Ausland?
- Seit wann liegt der Patient im Krankenhaus?
- Wie alt ist der Patient? Kommt er aus einem Pflegeheim?
- Wie sind die Wundverhältnisse?
- Welche Besonderheiten beim Patienten sind zu berücksichtigen, z.B. Nieren-, Leberfunktion, Schwangerschaft?
- Meist ist bei den heute verfügbaren Präparaten eine Antibiotika-Monotherapie ausreichend.
- Nach Erhalt der Resistenzbestimmung Umsetzen der Antibiotika auf wirksamere und/oder preiswertere Substanzen, wenn möglich als Monotherapie.
- Gleichzeitige Anwendung mehrerer nephro- bzw. ototoxischer Substanzen vermeiden.
- Bei der Gabe von Aminoglykosiden und Glykopeptiden > 1 Wo. regelmäßige Serumspiegelkontrollen (Toxizität, ausreichende Wirkspiegel). In der Regel ist eine Aminoglykosidgabe über 3–5 Tage ausreichend (und dann auch sicher). Ausnahme: Endokarditis!
- Antibiotika so lange wie nötig und so kurz wie möglich! In der Regel können Antibiotika 3 Tage nach Entfieberung abgesetzt werden (Ausnahme z.B. Tonsillitis, Endokarditis).
- Frühzeitige Umstellung von i.v.- auf p.o.-Applikation (s. SEQ, Sequenztherapie).
- Falls Patient 2–3 Tage nach Beginn der antibiotischen Therapie nicht entfiebert und Erregernachweis nicht gelingt: Alle Ursachen eines Therapieversagens (s.u.) erwägen. Gegebenenfalls wirkungslose Antibiotikatherapie absetzen und, falls der Zustand des Patienten dies erlaubt, nach mehrtägiger Antibiotikapause erneute Diagnostik durchführen!

Therapieversagen

Häufige Gründe für den Misserfolg einer Behandlung von Infektionskrankheiten:

- Falsches Antibiotikum (primäre oder erworbene Resistenz des Erregers).
- Falsche Dosierung mit unzureichender Konzentration am Ort der Infektion (Pharmakokinetik der eingesetzten Arzneimittel, abszedierende Infektionen, Fremdkörperinfektionen).
- Antibiotikum trotz nachgewiesener In-vitro-Empfindlichkeit in-vivo unwirksam.
- Resistenzentwicklung unter laufender Therapie (z.B. gegen 3. Generations-Cephalosporine bei *Enterobacter cloacae*)
- Schweres Immundefizit.
- Schwer oder nicht anzüchtbarer Erreger (z.B. *M.tuberculosis*, Chlamydien).
- Virus- oder Pilzinfektion.
- Keine mikrobiologische Ursache eines infektionsähnlichen Bildes (z.B. SIRS, drug-fever, sonstige Ursachen eines Fiebers).
- Unzureichende supportive oder organprotektive Therapie (Beatmung, Flüssigkeitssubstitution, Ausgleich von Elektrolytstörungen, Kreislaufstabilisierung).

Antibiotic Stewardship ABS
S3-Leitlinie Strategien zur Sicherung rationaler Antibiotika-Anwendung im Krankenhaus, Dezember 2013

- Verfügbarkeit eines interdisziplinären Teams von ABS-Experten
- Verfügbarkeit von Daten zu Infektionserregern, Resistenz und Antiinfektivaverbrauch
- Strategie zur rationalen und optimierten Antibiotikatherapie
- Auswahl des Präparates
- Dosierung und Applikation
- Therapiedauer
- Verbesserung der Qualität der Antibiotikaverordnungen und damit
- Erhöhung der Therapiesicherheit in der Behandlung von Infektionen
- Verbesserung der Patientensicherheit
- Günstige Beeinflussung der Resistenzentwicklung
- Reduktion des Gesamtverbrauchs an Antibiotika zumindest in der Humanmedizin
- Kostenreduktion
- Qualifizierungskonzept v.a. für klinisch tätige Ärzte mit intensiven Schulungen

Inhalt

1 Infektion der Atemwege

1.1 Infektexazerbation bei COPD

Ca. 50% der Exazerbationen einer COPD werden durch Infektionserreger ausgelöst, überwiegend durch respiratorische Viren. Die häufigsten bakteriellen Erreger sind H. *influenzae*, S. *pneumoniae* und M. *catarrhalis*. Seltener sind Enterobacteriacaeae und P. *aeruginosa*.

Sichere Indikationen für eine Antibiotikatherapie bei Infektexazerbation

- Patienten mit Typ I Exazerbation nach Anthonisen (vermehrte Dyspnoe, erhöhte Sputummenge, Sputumverfärbung) und mittelschwerer und schwerer COPD
- Schwere Exazerbation mit Notwendigkeit der respiratorischen Unterstützung

Mögliche Indikationen

- Häufig-Exazerbierer (> 4 Exazerbationen pro Jahr), hier ggf. auch mikrobiologische Sputumuntersuchung. Voraussetzung: Transport und Verarbeitung innerhalb von 2–4 h
- Infektexazerbation bei schwerer kardialer Komorbidität
- Exazerbation bei schwerer COPD

Infektexazerbation bei COPD		
Diagnose	Häufige Erreger	Kalkulierte Therapie
akute Exazerbation einer chron. Bronchitis (ohne Risikofaktoren für Pseudomonas-Infektion)	H. influenzae S. pneumoniae M. catarrhalis Viren	Amoxicillin/Clavulansäure 2 x 875/125 mg (< 70 kg KG) p.o. über 7 Tage *bzw.* 3 x 875/125 mg (> 70 kg KG) p.o. über 7 Tage *oder* Ampicillin/Sulbactam 3 x 3 g i.v. über 7 Tage *bei Penicillinallergie:* Moxifloxacin (nur wenn keine gleich gute Alternative vorliegt [Rote Hand Brief]) 1 x 400 mg p.o. über 5 Tage *oder* Clarithromycin 2 x 500 mg p.o. über 7 Tage *bei schwerer Erkrankung:* Ceftriaxon 1 x 2 g i.v.
akute Exazerbation mit Risikofaktoren für Pseudomonas-Infektion (COPD GOLD IV, Bronchiektasen, Mukoviszidose, Malnutrition, Breitband-antibiotikatherapie im vorangegangenen Monat, Glukokortikoidtherapie > 10 mg Prednisolon tägl., stationäre Behandlung im vorangegangenen Monat)	wie oben, zusätzlich: gramnegative Stäbchen einschließlich Pseudomonas	Piperacillin/Tazobactam 3 x 4,5 g i.v. über 8 Tage *oder* Ceftazidim 3 x 2 g i.v. (+ pneumokokkenwirksames Antibiotikum, z.B. Amoxicillin) *oder* Meropenem 3 x 1 g i.v. *oder* Ciprofloxacin 2 x 750 mg p.o. *oder* 3 x 400 mg i.v. (+ pneumokokkenwirksames Antibiotikum) über 7–10 Tage

1.2 Ambulant erworbene Pneumonie

Die initiale kalkulierte Therapie der CAP erfolgt nach einer dreiklassigen Risikostratifikation:

- leichte Pneumonie (CRB-65 von 0, Sauerstoffsättigung > 90%, keine dekompensierte Komorbidität)
- mittelschwere Pneumonie: weder leicht noch schwer
- schwere Pneumonie: akute respiratorische Insuffizienz und/oder Schock und/oder dekompensierte Komorbidität

Risikostratifizierung bei Pneumonie: CRB-65-Score

Parameter (bei Nachweis je 1 Punkt)

Alter > 65 J.

Verwirrung (confusion)

Atemfrequenz > 30/Min.

RR < 90/60

1 Punkt: Letalität ca. 1,5%, sofern keine relevanten Komorbiditäten bestehen und die Sauerstoffsättigung über 90% beträgt, 2 Punkte: Letalität 9,2%, 3–4 Punkte: Letalität 22%

Ambulant erworbene Pneumonie [CAP]

Diagnose	Häufige Erreger	Kalkulierte Therapie
leichte CAP ohne Komorbiditäten, Letalität ca. 1%	S. pneumoniae, H. influenzae, Viren *Bei Alter < 60 Jahren:* M. pneumoniae *Selten (< 5%):* Legionella spp., Chlamydophila spp. und im Sommer Coxiella burnetii	Amoxicillin 3 x 1 g p.o. (< 70 kg 3 x 0,75 g) *oder* Clarithromycin 2 x 500 mg p.o. über 5–7 Tage *oder* Doxycyclin 1 x 200 mg p.o. (< 70 kg 1 x 100 mg)
leichtgradige CAP mit Komorbidität	s.o., *zusätzlich bei chron. Herzinsuff.* z.B. Enterobakterien, *bei ZNS Erkrankungen* z.B. S. aureus, Enterobakterien, Anaerobier, *bei schwerer COPD* P. aeruginosa, *bei Bettlägerigkeit bzw. PEG-Sonde* z.B. S. aureus, Enterobakterien, P. aeruginosa	Amoxicillin/Clavulansäure 2 x 875/125 mg bzw. 3 x 875/125 mg (> 70 kg) p.o. *oder* Ampicillin/Sulbactam 3 x 3 g i.v. *bei Penicillinallergie:* Moxifloxacin 1 x 400 mg p.o. jeweils über 5–7 Tage
mittelschwere Pneumonie (in der Regel i.v.-p.o.-Sequenz-therapie)*	s.o. *zusätzlich* S. aureus, Entero-bakterien, P. aeruginosa, Legionellen	Ampicillin/Sulbactam 3 x 3 g i.v. *bei Penicillinallergie:* Ceftriaxon 1 x 2 g *jeweils ggf.* + Clarithromycin 2 x 500 mg p.o. über 3 Tage *alternativ:* Moxifloxacin 1 x 400 mg p.o. jeweils über 5–7 Tage, bei schwerer Pneumonie 8–10 Tage

Ambulant erworbene Pneumonie [CAP]		
Diagnose	Häufige Erreger	Kalkulierte Therapie
schwere Pneumonie, Letalität ca. 30%	keine Daten in Deutschland, breiteres Erregerspektrum als bei leichter Pneumonie, nur sehr selten Mykoplasmen und Chlamydien	Piperacillin/Tazobactam 3 x 4,5 g *oder* Ceftriaxon, initial 4 g i.v., danach 1 x 2 g i.v. *oder* Cefotaxim 2 x 2 g i.v. über 3 Tage p.o. oder i.v. *oder* Ciprofloxacin 2 x 750 mg p.o. bzw. 3 x 400 mg i.v. (+ Pneumokokken-wirksames Antibiotikum)

* nach S3-Leitlinie CAP 2016

1.3 Nosokomiale Pneumonie

Nosokomiale Pneumonie		
Diagnose	Häufige Erreger	Kalkulierte Therapie
nosokomiale Pneumonie ohne erhöhtes Risiko für multiresistente Erreger	Enterobakterien P. aeruginosa S. aureus selten Legionellen	Ceftriaxon initial 2–4 g i.v., danach 1 x 2 g i.v. (nicht bei Pseudomonas-Verdacht) oder Moxifloxacin 1 x 400 mg p.o. oder i.v. über 7–10 Tage
nosokomiale Pneumonie mit erhöhtem Risiko für multiresistente Erreger	zusätzliche MRSA, ESBL-bildende Enterobacteriaceae, P. aeruginosa, Acinetobacter baumannii, Stenotrophomonas maltophilia	z.B. Piperacillin/Tazobactam 3 x 4,5 g *oder* Ceftriaxon initial 4 g, danach 1 x 2 g i.v. *oder* Meropenem 3 x 1 g i.v. *oder* Ceftazidim 3 x 2 g i.v. (bei hochgradiger V.a. P. aeruginosa-Infektion) *jeweils ggf.* + Clarithromycin p.o. mit initialer i.v. Applikation 2 x 500 mg /Tag über 7–10 Tage

Nosokomiale Pneumonie

Diagnose	Häufige Erreger	Kalkulierte Therapie
Aspirationspneumonie	Anaerobier Enterobakterien Streptokokken	Ampicillin/Sulbactam 3 x 3 g i.v. *oder* Clindamycin 3 x 450 (< 70 kg KG) bzw. 3 x 600 (> 70 kg KG) mg p.o. oder i.v. + Ceftriaxon 1 x 2 g i.v. *oder* Moxifloxacin 1 x 400 mg p.o. oder i.v. über 10–14 Tage
Lungenabszess	S. aureus Enterobakterien β-hämolysierende Streptokokken der Gruppe A P. aeruginosa Anaerobier *Cave:* Tuberkulose!	s.a. Aspirationspneumonie
Pleuraempyem Indikation für Drainage/OP prüfen	S. aureus Enterobakterien Anaerobier S. pneumoniae Streptokokken *Seltener:* Legionellen *Cave:* Tuberkulose!	Ampicillin/Sulbactam 3 x 3 g i.v. *oder* Clindamycin 3 x 450 (< 70 kg) *bzw.* 3 x 600 (> 70 kg) mg p.o. oder i.v. + Ceftriaxon 1 x 2 g i.v. *oder* Moxifloxacin 1 x 400 mg p.o. über 10–14 Tage

modifiziert nach S3 Leitlinie Nosokomiale Pneumonie 2016

2 Harnwegsinfekte

Die Therapie der HWI ist durch zunehmende Resistenzen schwieriger geworden. Daher sollte heute grundsätzlich vor Einleitung einer AB-Therapie eine Urinkultur veranlasst werden. Bei Rezidiven ist eine längere Therapie erforderlich.

2.1 Unkomplizierte Harnwegsinfekte

Infektionen in einem anatomisch und neurologisch unauffälligen Harntrakt.

Unkomplizierte Harnwegsinfekte (der Frau)		
Diagnose	Häufige Erreger	Kalkulierte Therapie
Akute untere Harnwegsinfektion/akute unkomplizierte Zystitis Chronisch rezidivierende (Neu)Infektion der Harnwege	E. coli Klebsiella Proteus spp. Enterokokken S. saprophyticus	Fosfomycin-Trometamol 8 g Granulat p.o. als Einmalgabe (entspricht 3 g Fosfomycin) Nitrofurantoin 2 x 100 mg p.o. über 5 Tage *Alternative* (z.B. Allergie): Ciprofloxacin 2 x 500 mg p.o. über 3–(5) Tage Cefuroximaxetil 2 x 500 mg p.o. über 3 Tage

2.2 Komplizierte Harnwegsinfekte

Kompliziert ist ein Harnwegsinfekt bei gleichzeitig bestehender metabolischer Erkrankung, funktioneller/anatomischer Anomalie des Harntraktes oder ein Harnwegsinfekt mit resistenten Erregern.

Eine asymptomatische Bakteriurie sollte i.d.R. nicht antibiotisch behandelt werden.

Ausnahme: Schwangerschaft, urologische Eingriffe. Wegen fehlender Symptomatik ist hier eine Kontrolle 2–3 Tage nach Therapieende erforderlich.

Bei symptomatischen katheterassoziierten HWI ist die Entfernung bzw. der Wechsel des Katheters indiziert.

Bei komplizierten Harnwegsinfekten stets Erregernachweis anstreben und Kontrollen 2–3 Tage nach Therapiebeginn durchführen, um persistierende Bakteriurien unter laufender Therapie zu erfassen. Bei Rezidiven ist eine längere Therapie erforderlich.

Komplizierte Harnwegsinfekte		
Diagnose	**Häufige Erreger**	**Kalkulierte Therapie (Cave: Resistenzen!)**
Unterer Harnwegs-infekt des Mannes	E. coli, Klebsiella spp., Proteus spp. Enterobacter spp.	Cotrimoxazol 2 x 960 mg p.o. 5–7 Tage *oder* Ciprofloxacin 2 x 500 mg p.o. über 5 (–7) Tage
Akute Pyelonephritis	andere Enterobakterien P. aeruginosa, Enterokokken, Staphylokokken, Candida spp.	Ciprofloxacin 2 x 500 mg p.o. über 5–7 Tage Ceftriaxon 1 x 2 g i.v. 3–5 Tage *ggf.* + Gentamicin* 1 x (3–) 5 (7) mg/kg KG i.v.
Chronische Pyelonephritis		gezielte antibiotische Therapie bis 3–5 Tage nach Entfieberung
Nosokomialer Harnwegsinfekt incl. katheterassoziiert (symptomatisch)		je nach Schweregrad Ciprofloxacin 2 x 500 mg p.o. *oder* Cotrimoxazol 2 x 960 mg p.o. über (3–) 5 (–7) Tage
Urosepsis	E. coli, u.a. Entero-bakterien (Enterokokken)	Ceftriaxon 1 x 2 g (initial 4 g) i.v. + Gentamicin 1 x (3–) 5 (–7) mg/kg KG i.v. über 3 Tage nach Entfieberung *oder* Piperacillin/Tazobactam 3–4 x 4,5 g i.v. + Gentamicin 1 x (3–) 5 (–7) mg/kg KG i.v. 3–5 Tage nach Entfieberung *Diagnostik:* unverzüglicher Ausschluss einer obstruktiven Uropathie!

Komplizierte Harnwegsinfekte		
Diagnose	**Häufige Erreger**	**Kalkulierte Therapie (Cave: Resistenzen!)**
Akute Prostatitis	E. coli andere Enterobakterien Pseudomonaden Enterokokken Gonokokken, C. trachomatis, (Staphylokokken)	Ciprofloxacin 2 x 500 mg p.o. über 2–4 Wochen + Gentamicin 1 x (3–) 5 (–7) mg/kg KG i.v. über 3–5 Tage *oder* Cotrimoxazol 2 x 960 mg p.o. Therapiedauer 2–4 Wochen
Epididymitis je nach vermutetem Erreger	Chlamydien (junge Patienten)	Doxycyclin 2 x 100 mg p.o. über 3 Wochen
	Gonokokken	Ceftriaxon 1 x 2 g i.v. *einmalig*, + Azithromycin 1 x 1.500 mg p.o. einmalig
	Enterobakterien (besonders E. coli)	Ciprofloxacin 2 x 500 mg p.o. über 4 Wochen
Urethritis	s.a. Zystitis zusätzlich C. trachomatis Gonokokken Ureaplasmen Erregernachweis!	je nach vermutetem Erreger, z.B. Makrolid/Doxycyclin/Ciprofloxacin (2 Wochen) Bei Gonorrhoe Einmalgabe (s. Epididymitis)

* Die Indikation zur Gentamicintherapie sollte streng gestellt werden. Das individuelle Risikoprofil des Pat. sollte dabei berücksichtigt werden. Die Resistenzsituation für Aminoglykoside ist derzeit günstig.

2.3 Infektionen in Schwangerschaft und Stillzeit[1]

Diagnose	**Häufige Erreger**	**Kalkulierte Therapie**
Asymptomatische Bakteriurie	E. coli Enterokokken	möglichst erst nach dem Vorliegen des Antibiogramms resistenzgerecht einleiten
Harnwegsinfekt	E. coli Enterokokken	Fosfomycintrometamol einmalig 3 g p.o. *oder* Cefuroxim 2 x 500 mg p.o. über 7 Tage
Pyelonephritis/ obstruktive Uropathie	E. coli (Enterokokken)	Ceftriaxon 1 x 2 g i.v., *initial* 1 x 4 g i.v. *SEQ:* Cefpodoxim 2x 200 mg p.p. über 14 Tage *bei obstr. Uropathie* Harnableitung

[1] bei ansonsten gesunden Frauen (ohne Risikofaktoren)

3 Abdominelle Infektionen

Peritonitis		
Klinik	**Häufige Erreger**	**Kalkulierte Therapie**
Primäre Peritonitis bei Leberzirrhose[1]	Streptokokken E. coli Enterokokken Klebsiellen	Ceftriaxon 1 x 2 g, initial 1 x 4 g i.v. über 10–14 Tage *Cave:* Enterokokkenlücke bei Cephalosporinen, daher bei Nachweis z.B. Ampicillin
Sekundäre Peritonitis	Enterobakterien* Enterokokken Anaerobier (meist Mischinfektionen)	Meropenem 3 x 1–2 g i.v. *oder* Piperacillin/Tazobactam 3–4 x 4,5 g i.v.
Peritonitis bei CAPD (Kontinuierliche ambulante Peritonealdialyse)	Staphylokokken E. coli Enterokokken P. aeruginosa	Vancomycin > 40 kg 2 g i.p. mittels Beutelwechsels < 40 kg 1 g i.p. mittels Beutelwechsels 10–14 Tage *Mindestverweildauer des Vancomycin-haltigen Beutels:* 4 h keine weitere Gabe bis Tag 5, am Tag 5 Vancomycin-Spiegel, weitere Gabe nach Spiegel + Ceftazidim *initial* 500 mg/l i.p., Erhaltungsdosis 125 mg/l i.p. *Bei E. coli:* systemische Ther., z.B. Cefuroxim 3 x 1,5 g i.v. *oder* Ciprofloxacin 2 x 750 mg p.o. *oder* Ciprofloxacin 3 x 400 mg i.v.

* Enterobakterien: E. coli, K. pneumoniae, Enterobacter spp., Serratia spp., Proteus spp.
[1] Prophylaxe z.B. bei GI-Blutung bei dekompensierter Leberzirrhose mit Ceftriaxon 1 x 2 g i.v.

Abdominelle Infektionen		
Klinik	**Häufige Erreger**	**Kalkulierte Therapie**
Cholangitis, Cholecystitis	E. coli Streptokokken Anaerobier Enterobakterien	Ceftriaxon 1 x 2 g, initial 1 x 4 g i.v. (SEQ: Moxifloxacin 1 x 400 mg p.o.), 3–5 Tage nach Entfieberung. *Cave:* Enterokokkenlücke bei Cephalosporinen, daher bei Nachweis z.B. Ampicillin
Das Abflusshindernis sollte durch Papillotomie oder Operation beseitigt werden.		
Akute Pankreatitis	i.d.R. abakteriell	keine Antibiotika bei leichtem Verlauf
Schwere/ sekundäre/ nekrotisierende Pankreatitis	Enterobakterien Enterokokken Anaerobier (meist Mischinfektionen)	Meropenem 3 x 1–2 g i.v. *oder* Piperacillin/Tazobactam 3–4 x 4,5 g i.v. *bei Enterokokkennachweis:* z.B. Ampicillin *Dauer der AB-Therapie* entsprechend der Klinik, z.B. 7–10 Tage
Helicobacter-Infektionen	Helicobacter pylori	**Eradikationstherapie** *Französisch:* Clarithromycin 2 x 500 mg p.o. + Amoxicillin 2 x 875/125 mg p.o. je über 7 Tage + PPI 2 x tgl., p.o. *oder* *Italienisch:* Clarithromycin 2 x 250–500 mg p.o. + Metronidazol 2 x 400 mg p.o. je über 7 Tage + PPI 2 x tgl., p.o.
Pseudo-membranöse Enterokolitis	Clostridium difficile (ggf. melde-pflichtig!)	In weniger schweren Fällen: Metronidazol 3–4 x 400 mg p.o. *oder* Metronidazol 3–4 x 500 mg i.v. in schweren Fällen: Vancomycin 4 x 125–250 mg p.o. über jeweils 10 Tage *Bei Rezidiven* Fidaxomicin 2 x 200 mg p.o. (sehr teuer) Alternativ: Rifaximin 2 x 400 mg p.o. (in D. für CDAD keine Zulassung) *oder* über 4 Wochen ausschleichende Vancomycingabe: 1. Woche 4 x 125 mg/die 2. Woche 3 x 125 mg/die 3. Woche 2 x 125 mg/die 4. Woche 1 x 125 mg/die
Divertikulitis	Enterobakterien	Ceftriaxon 1 x 2 g i.v. + Metronidazol 3 x 500 mg i.v. 7–10 Tage

4 Chirurgische Infektionen

4.1 Postoperative Wundinfektion

Klinik	Häufige Erreger	Kalkulierte Therapie
tiefe postoperative Wundinfektion	S. aureus	Amoxicillin/Clavulansäure 2–3 x 875/125 mg p.o.
		oder Cefazolin 3 x 2 g i.v.
		(*SEQ:* Amoxicillin/Clavulansäure 2–3 x 875/125 mg p.o.)
		über 5–7 Tage

4.2 Weichgewebeinfektionen

Klinik	Häufige Erreger	Kalkulierte Therapie
Erysipel	β-hämolysierende Streptokokken der Gruppe A	*bei schwerer Form:* Penicillin G 3 x 10 Mega i.v. Therapiedauer bis zu 10 Tage
		Bei leichterer Form und als SEQ (24 h nach Entfieberung): Penicillin V 4 x 1,5 Mega p.o.

Klinik	Häufige Erreger	Kalkulierte Therapie
Phlegmone, Abszess, Panaritium	S. aureus Streptokokken Erregernachweis!	Amoxicillin/Clavulansäure 2–3 x 875/125 mg p.o. *oder* Cefazolin 3 x 2 g i.v. (*SEQ:* Amoxicillin/Clavulansäure 2–3 x 875/125 mg p.o.) chirurgische Intervention!
Infizierte Gangrän (Decubitus, diabetischer Fuß)	*Mischinfektion:* S. aureus Streptokokken Anaerobier Enterobakterien Pseudomonas Erregernachweis!	*Leichtere Form:* Clindamycin 4 x 300 mg bis 3 x 600 mg p.o. *Schwere Form:* Ampicillin/Sulbactam 3 x 3 g i.v. *oder* Moxifloxacin 1 x 400 mg p.o. *oder* Meropenem 3 x 1 g i.v. (bei MRSA: Vancomycin) Therapiedauer 2–3 Wochen, bei Knochenbeteiligung ggf. länger
Nekrotisierende Fasziitis und andere schwere Weichgewebe-infektionen	Streptokokken S. aureus Clostridien	großzügig chirurgische Intervention + Ampicillin/Sulbactam 3 x 3 g i.v. *oder* Meropenem 3 x 1-2 g i.v. *jeweils* + Clindamycin 3 x 600 mg i.v.

5 Gynäkologische Infektionen

Diagnose	Häufige Erreger	Kalkulierte Therapie
Endometritis, Salpingitis, Adnexitis	Neisseria gonorrhoeae Chlamydia trachomatis Anaerobier Enterobakterien Streptokokken < 35 Lj. meist C. trachomatis oder N. gonorrhoeae	Doxycyclin initial 200 mg p.o. 2 x 100 mg p.o. + Metronidazol 2 x 400 mg p.o. (5–7 Tage) *oder* Ciprofloxacin 2 x 500 mg p.o. + Metronidazol 2 x 400 mg p.o. bis zu 14 Tage
Schwere Adnexitis, Tuboovarial-Abszess		Ceftriaxon 1 x 2 g i.v., initial 1 x 4 g i.v. + Doxycyclin 2 x 100 mg i.v. oder p.o. bis 48 h nach Entfieberung, *dann* Doxycyclin 2 x 100 mg p.o. über 10–14 Tage
Pelveoperitonitis	Gonokokken Chlamydien Enterobacteriaceae Anaerobier	Ceftriaxon 1 x 2 g i.v., *ggf.* initial 1 x 4 g i.v. + Metronidazol 2–3 x 500 mg i.v. *ggf.* + Gentamicin 1 x (3)–5 (–7) mg/kg KG bis 48 h nach Entfieberung *SEQ:* Doxycyclin 1 x 200 mg p.o. über 10–14 Tage *bei Abszess:* operative Sanierung/Drainage (auch schwere Adnexitis etc.)

Diagnose	Häufige Erreger	Kalkulierte Therapie
Mastitis	S. aureus	Cefaclor 3 x 0,5-1,0 g p.o.
		ggf. initial Cefazolin 3 x 2 g i.v.
		bei Allergie alternativ: Clindamycin 3-4 x 300 mg oral, *ggf.* initial 3-4 x 300–600 mg i.v.
		über 10–14 Tage

6 Bakterielle Meningitis

6.1 Initialtherapie

Diagnose	Häufige Erreger	Kalkulierte Therapie [1]
bisher gesund, ambulant erworben	S. pneumoniae Neisseria meningitidis Listeria monocytogenes	Ceftriaxon 2 x 2 g i.v. + Ampicillin 12 g/d i.v.: 4 x 3 g i.v. oder 6 x 2 g i.v.
sekundär z.B. HNO Fokus, nosokomial nach Neurochirurgie *oder* SHT	plus S. aureus Enterobakterien Pseudomonas aeruginosa	Meropenem 3 x 2 g i.v. + Vancomycin 2 x 1 g als KI i.v. *oder* Ceftazidim 3 x 2 g i.v. + Vancomycin 2 x 1 g als KI i.v.

[1] zusätzliche Glukokortikoidtherapie erwägen, z.B. Dexamethason 10 mg i.v. **vor** Antibiotikagabe, danach 10 mg alle 6 h für 4 Tage

6.2 Umgebungsprophylaxe bei Meningitis

Situation	Therapie/Maßnahme
enge Kontaktpersonen von Patienten **mit Meningokokken-**Meningitis (= N. meningitidis)	Ciprofloxacin 1 x 500 mg einmalig p.o. *oder bei Schwangerschaft:* Ceftriaxon 1 x 2 g einmalig i.v.

7 Endokarditis

7.1 Aktuelle ESC Guideline 2015

Risikopatienten: Z.n. Klappenersatz (auch Rekonstruktion in den ersten 6 Monaten post-op.), Z.n. Endokarditis, angeborener Herzfehler, Z.n. Herztransplantation.

Modifizierte Duke Kriterien

- Endokarditis-typische Mikroorganismen in 2 unabhängigen Blutkulturen: z.B. Viridans-Streptokokken, *S. gallolyticus (S. bovis)*, HACEK-Gruppe, *S. aureus* oder ambulant erworbene Enterokokken ohne Nachweis eines primären Fokus (z.B. in den Harnwegen) oder einen Nachweis von *Coxiella burnetii* IgG AK > 1:800
- Echo: oszillierende Strukturen, Abszess, neu aufgetretene oder verschlechterte Klappeninsuff.
- Weitere Bildgebungskriterien können sein: Herz-CT, zerebrales MRT, PET-CT oder ein Leukozyten-SPECT

Nebenkriterien

- Prädisposition
- Fieber > 38 °C
- vaskuläre Phänomene, z.B. arterielle Embolien, intrakranielle Blutungen, Janeway-Läsionen
- immunologische Phänomene, z.B. Glomerulonephritis, Osler-Knoten, Rheumafaktoren

Aktuelle Aspekte der Therapie

- Die Behandlung umfasst immer eine langdauernde Antibiotikatherapie, in 50% kombiniert mit einer chirurgischen Therapie
- Die antibiotische Therapie bei Klappenprothesen sollte mindestens 6 Wochen dauern, bei Nativklappeninfektion beträgt die Therapiedauer 2–6 Wochen
- Vancomycin Talspiegel sollte 15–20 µg/ml (früher 5–10 µg/ml) betragen
- Bei Nativklappeninfektion mit Staphylokokken wird eine Aminoglykosidtherapie nicht mehr empfohlen! Grundsätzlich wird jetzt die tägliche Einmalgabe bei Aminoglykosiden empfohlen, um die Nephrotoxizität zu reduzieren.

Vor Therapiebeginn Blutkulturen (3 Sets innerhalb von 2 h) abnehmen.

7.2 Kalkulierte Therapie

Diagnose	Häufige Erreger	Therapie[1]
ambulant erworbene Endokarditis mit Nativklappe	z.B. Staphylokokken, Streptokokken	Ampicillin 12 g tägl. i.v. in 4-6 Dosen + Gentamicin 1 x 3 mg/kg KG tägl. als KI i.v. in 1 Dosis + Flucloxacillin 12 g tägl. i.v. in 4-6 Dosen
oder Kunstklappe > 1 Jahr postop.		*alternativ* Vancomycin 30 mg/kg KG tägl. als KI i.v. in 2 Dosen + Gentamicin 1 x 3 mg/kg KG tägl. als KI i.v.
nosokomial erworbene Endokarditis mit Nativklappe	Staphylokokken Streptokokken Enterokokken	Vancomycin 30 mg/kg KG i.v. in 2 Dosen + Gentamicin 1 x 3 mg/kg KG i.v. + Flucloxacillin 12 g tägl. i.v. in 4–6 Dosen
Kunstklappen-endokarditis, < 1 Jahr postop.	KNS S. aureus Enterobakterien Enterokokken Streptokokken Pilze	Vancomycin 30 mg/kg KG i.v. in 2 Dosen + Gentamicin 1 x 3 mg/kg KG i.v. + Rifampicin 2 x 600 mg p.o. oder i.v. (ab Tag 3)
eitrige Perikarditis	S. aureus S. pneumoniae β-hämolysierende Streptokokken der Gruppe A Enterobakterien	Flucloxacillin 4 x 5 Mio. E + Gentamicin 1 x 3 mg/kg KG i.v. *oder* Vancomycin 2 x 1 g als KI i.v. + Gentamicin 1 x 3 mg/kg KG i.v.

[1] Therapiedauer 4–6 Wochen, Aminoglykosid max. 2 Wochen
Gentamicin Talspiegel < 1 mg/l; Vancomycin Talspiegel 15–20 mg/l

7.3 Gezielte Therapie

Diagnose	Therapie
orale Streptokokken und S. bovis	Penicillinempfindliche Stämme (MHK < 0,125 mg/l) Penicillin G 12-18 Mio E tägl. i.v. in 4-6 Dosen oder kontinuierlich *oder* Ampicillin 3-4 x 2–4 g i.v. *oder* Ceftriaxon 2-4 g tägl. i.v. in 1–2 Dosen über 4 Wochen Möglichkeit der verkürzten Kombinationstherapie mit Gentamicin 1 x 3 mg/kg tägl. als KI i.v., über 2 Wochen *Bei relativer Penicillinresistenz (MHK 0,25–2 mg/l)* Penicillin G 24 Mio E tägl. i.v. in 4-6 Dosen oder kontinuierlich *oder* Ampicillin 3–4 x 4 g i.v. *oder* Ceftriaxon 2–4 g tägl. i.v. in 1–2 Dosen, über 4 Wochen *Bei Kombination mit Gentamicin* 1 x 3 mg/kg tägl. als KI i.v. über 2 Wochen *Bei Patienten mit β-Laktamallergie* Vancomycin 30 mg/kg tägl. als KI i.v. in 2 Dosen über 4 Wochen
Nativklappe mit MSSA	Flucloxacillin 12 g tägl. i.v. in 4–6 Dosen über 4–6 Wochen
Nativklappe mit MRSA	Vancomycin 30 mg/kg KG i.v. in 2 Dosen über 4–6 Wochen
Kunstklappe mit MSSA	Flucloxacillin 12 g tägl. i.v. in 4–6 Dosen + Gentamicin 1 x 3 mg/kg KG i.v. (dieses nur über 2 Wochen) + Rifampicin 2 x 600 mg p.o. oder i.v. (ab Tag 3) über mind. 6 Wochen
Kunstklappe mit MRSA	Vancomycin 30 mg/kg KG i.v. in 2 Dosen + Gentamicin 1 x 3 mg/kg KG i.v. (dieses nur über 2 Wochen) + Rifampicin 2 x 600 mg p.o. oder i.v. (ab Tag 3) über mind. 6 Wochen
ampicillinsensible Enterokokken	Ampicillin 12 g tägl. i.v. in 4–6 Dosen + Gentamicin 1 x 3 mg/kg KG i.v. *oder* Ampicillin 12 g tägl. i.v. in 4–6 Dosen + Ceftriaxon 2 x 2 g i.v. (vor allem bei Vorliegen einer HLAR*) jeweils über 6 Wochen
ampicillinresistente Enterokokken	Vancomycin 30 mg/kg KG i.v. in 2 Dosen + Gentamicin 1 x 3 mg/kg KG i.v. über 6 Wochen

MSSA = S. aureus methicillinempfindlich
MRSA = S. aureus methicillinresistent
*HLAR = High level Aminoglykosidresistenz
Gentamicin Talspiegel < 1 mg/l; Vancomycin Talspiegel 15-20 mg/l

7.4 Endokarditisprophylaxe

Indikation

Eine Prophylaxe mit Antibiotika sollte nur in Betracht gezogen werden bei Patienten mit dem höchsten Risiko.

1. Pat. mit Klappenprothesen (auch TAVI, Rekonstruktionen mit Fremdmaterial)
2. Pat. mit Z.n. Endokarditis
3. Pat. mit angeborenen Vitien sowie bis zu 6 Monate nach Vitienkorrektur

Bei anderen Klappenerkrankungen wird eine Prophylaxe nicht mehr empfohlen.

Durch die American Heart Association wurden die bisherigen Empfehlungen zur Endokarditisprophylaxe radikal infrage gestellt. Diesem kontrovers diskutierten Paradigmenwechsel liegen keine neuen Daten zugrunde. Insbesondere bei Patienten mit degenerativen und rheumatischen Herzklappenfehlern wird aus Kosten-Nutzen-Risiko-Erwägungen eine Endokarditisprophylaxe nicht länger empfohlen. Wir empfehlen eine individuelle Vereinbarung mit den Patienten und verweisen auf die aktuelle Leitlinie der ESC von 2015.

Eingriff	keine Penicillinunverträglichkeit	Penicillinunverträglichkeit
Oropharynx, Respirationstrakt	Amoxicillin 2 g p.o. *oder* Ampicillin 2 g i.v.	Clindamycin 600 mg p.o.
Urogenitaltrakt, Intestinaltrakt (nicht bei TEE, Gastro-/Koloskopie, Zystoskopie, Geburt)	Amoxicillin 2 g p.o. *oder* Ampicillin 2 g i.v.	Vancomycin 1 g als KI i.v.

8 Sepsis

Beginn der antimikrobiellen Therapie nach Abnahme von mindestens 2 Blutkultursets, jedoch frühestmöglich (innerhalb 1 Stunde) nach Diagnosestellung. Bei nosokomial erworbener Sepsis wird sich häufiger die höhere Eskalationsstufe empfehlen. Gewähltes Regime alle 48–72 Stunden neu evaluieren. Therapiedauer richtet sich nach der Klinik, im allgemeinen ist eine Therapiedauer von 7–10 Tagen ausreichend.

Sepsisherd	Häufige Erreger	Kalkulierte Therapie
unbekannt	*Varia*: S. aureus Streptokokken ssp. KNS Enterokokken	*nach vermutetem Fokus:* Piperacillin/Tazobactam 3–4 x 4,5 g i.v. *oder* Ceftriaxon 1 x 2 g, initial 4 g i.v. + Gentamicin 1 x (3–) 5 (–7) mg/kg KG i.v. + Metronidazol 3 x 500 mg i.v. *oder* Meropenem 3 x 1–2 g i.v.
Atemwege		siehe schwere Pneumonie Kapitel 1
Urosepsis	E. coli, u.a. Enterobakterien (Enterokokken)	Ceftriaxon 1 x 2 g, initial 4 g i.v. *oder* Piperacillin/Tazobactam 3–4 x 4,5 g i.v. *oder* Meropenem 3 x 1–2 g + Gentamicin 1 x (3–) 5 (–7) mg/kg KG i.v.
postoperativ	*Varia*	Ceftriaxon 1 x 2 g, initial 4 g i.v. + Metronidazol 3 x 500 mg i.v.

Sepsisherd	Häufige Erreger	Kalkulierte Therapie
gynäkologische Organe	Staphylokokken E. coli Enterokokken Anaerobier	Ceftriaxon 1 x 2 g, initial 4 g i.v. + Metronidazol 3 x 500 mg i.v. *oder* Meropenem 3 x 1–2 g i.v.
Darm	s.a. Peritonitis in Kapitel 3	
Gallenwege	s. Kapitel 3 E. coli u.a. Enterobakterien Enterokokken (Anaerobier)	Ceftriaxon 1 x 2 g, initial 4 g i.v. + Gentamicin 1 x (3–) 5 (–7) mg/kg i.v. ggf. + Metronidazol *oder* Piperacillin/Tazobactam 3–4 x 4,5 g i.v. *oder* Meropenem 3 x 1–2 g i.v.
Haut/Weichteil	s. Kapitel 4 Streptokokken ssp. S. aureus	Penicillin G 3 x 10 Mega i.v. + Clindamycin 3 x 600 mg i.v. *diabetische Komplikationen (+ E. coli):* Piperacillin/Tazobactam 3–4 x 4,5 g i.v. *oder* Meropenem 3 x 1–2 g i.v.
Katheter-assoziiert	KNS S. aureus MRSA (ca. 25%)	Materialwechsel +/– Vancomycin 2 x 1 g als KI i.v. ("Singleshot" oder Kurzzeittherapie)

9 Neutropenisches Fieber

Definitionen

Neutropenie

- Neutrophile Granulozyten < 500/μl oder < 1.000/μl mit erwartetem Abfall unter 500/μl innerhalb der nächsten 2 Tage

Fieber

- p.o. gemessene Temperatur ohne Hinweis auf nichtinfektiöse Ursache einmalig > 38,3 °C oder
- zweimalig > 38,0 °C für mind. 1 h anhaltend oder
- zweimal > 38,0 °C innerhalb 12 h

Risikofaktoren

Hinweis auf ZNS-Infektion, schwere Pneumonie, Sepsis, Katheterinfektion, abdominelle Beschwerden (ggf. mit Diarrhoe), Erbrechen, Dehydratation, entgleister Diabetes, Elektrolytentgleisungen

9.1 Therapie des neutropenischen Fiebers

Hinweis: Die Therapie muss innerhalb von 2 Stunden beginnen. Die Diagnostik darf den Therapiebeginn nicht verzögern.

Therapie des neutropenischen Fiebers

1–72 h[1]	*initial Monotherapie z.B. mit* Meropenem 3 x 1 g tägl. i.v. *oder* Piperacillin/Tazobactam 3 x 4,5 g i.v. *oder* Ceftazidim 3 x 2 g tägl. i.v. Auswahl abhängig von antibiotischer Vortherapie, individuellem Risiko, nephro- und ototoxischem Risiko, Pseudomonasrisiko
72–96 h	*Erneute komplette Diagnostik durchführen.* Anhaltendes Fieber ist ein Hinweis auf resistenten Keim (z.B. S. aureus oder Problemkeime), eine systemische Pilzinfektion (z.B. A. fumigatus), eine Infektion mit P. jiroveci oder CMV. *Antibiotikatherapie erweitern:* z.B. zusätzlich Vancomycin 2 x 1 g/d i.v. als KI *und/oder* Aminoglykosid (**Cave:** Niereninsuffizienz). *Bei nachgewiesener P.-jiroveci-Pneumonie:* hoch dosiert Co-trimoxazol *Bei V.a. Pseudomonas:* z.B. Ceftazidim 3 x 2 g i.v. + Gentamicin 1 x (3) 5 (7) mg/kg KG als KI i.v.[2] Therapiedauer: bis mind. 3 Tage nach Entfieberung
> 96 h	Zusätzliche antimykotische Therapie bei: *V. a. Candida-Inf.* (z.B. Soorösophagitis) Fluconazol initial 1 x 400–800 mg/d i.v. **Cave:** keine Wirkung gegen C. krusei und A. fumigatus. Alternativ Caspofungin oder Voriconazol *V. a. Aspergillose:* Voriconazol 2 x 6 mg/kg KG (als Loading-Dose) i.v., *dann* 2 x 4 mg/kg KG/d i.v. Nach Besserung Oralisierung (z.B. 2 x 200 mg/d p.o.). Alternativ Caspofungin 70 mg i.v. (als Loading-Dose), *dann* 50 mg/d i.v. *V. a. VZV-Infektion:* Aciclovir 1,5 g/m² in 3 Dosen i.v., *V. a. HSV-Infektion:* Aciclovir 3 x 5–10 mg/kg KG als Kurzinfusion i.v.

[1] bei Fieber > 72 h Therapieumstellung
[2] aufgrund der Toxizität von Gentamycin werden auch Doppelbetalaktamkombinationen empfohlen (z.B. Piperacillin/Tazobactam/Ceftriaxon)

Hinweis: Nach ggf. initialer Carbapenem-Gabe: Modifikation mit Ciprofloxacin (3 x 400 mg i.v. oder auch 2 x 750 mg p.o.) + Vancomycin (2 x 1 g als KI i.v.)

Kalkulierte Vancomycin-Gabe

Der initiale Einsatz von Vancomycin bei neutropenischem Fieber wird im Rahmen der kalkulierten Therapie generell nicht empfohlen, außer bei

- Katheterinfektionen (hier möglichst Katheterwechsel; ist dies nicht möglich, Vancomycingabe über den Katheter, ggf. kontinuierliche Infusion)
- MRSA-Nachweis
- schwerer Mukositis (Grad 3/4)

Bei fehlender Entfieberung sollte die additive Vancomycintherapie gegebenenfalls nach vier Tagen abgesetzt werden.

Kapitel modifiziert nach: Braun J, Dormann AJ (2016) Klinikleitfaden Innere Medizin. 13. Auflage. Elsevier GmbH, Urban & Fischer München. Mit freundlicher Genehmigung.

10 HNO-Infektionen des Erwachsenen

10.1 Infektionen des Halses und der Mundregion

Keine Therapie bei einer viral bedingten Erkrankung:

- leichte bis mittelschwere Symptome
- Fieber < 38,5 °C
- trockener Husten
- keine Leukozytose, CRP nur leicht erhöht
- Schleimhäute ohne eitrige Beläge
- generalisierte Lymphknotenschwellung

Diagnose	Häufige Erreger	Kalkulierte Therapie
Laryngitis/ Pharyngitis	meist viral	keine
	S. pneumoniae H. influenzae S. aureus	*in Ausnahmefällen:* Amoxicillin 3 x 1 g p.o. *oder* Clarithromycin 2 x 250 mg p.o. bis zu 5 Tage
Epiglottitis acuta	S. pyogenes H. influenzae Typ b S. aureus S. pneumoniae H. parainfluenzae	Ampicillin/Sulbactam 3 x 3 g i.v. *oder* Ceftriaxon 1 x 2 g i.v. bis zu 10 Tage

Diagnose	Häufige Erreger	Kalkulierte Therapie
Tonsillitis acuta	S. pyogenes H. influenzae	Penicillin V 3 x 1,5 Mega p.o. über 10 Tage *oder* Clarithromycin 2 x 250 mg p.o. *oder* Penicillin G 4 x 5 Mega i.v. (stationär) über 3 Tage, dann Sequenztherapie
Peritonsillar-abszess	S. pyogenes S. aureus Anaerobier	Ampicillin/Sulbactam 3 x 3 g i.v. *oder* Cefazolin 3 x 2 g i.v. + Clindamycin 3 x 600 mg i.v. über 1–2 Tage, dann Sequenztherapie
Peritonsillitis		Amoxicillin/Clavulansäure 2–3 x 875/125 mg p.o.
Mundboden-phlegmone	S. pyogenes S. aureus Anaerobier	Ampicillin/Sulbactam 3 x 3 g i.v. *oder* + Clindamycin 3 x 600 mg i.v.

10.2 Infektionen der Ohren

Diagnose	Häufige Erreger	Kalkulierte Therapie
Otitis media acuta	S. pneumoniae H. influenzae Moraxella catarrhalis S. pyogenes S. aureus	Amoxicillin/Clavulansäure 2 x 875/125 mg p.o. *oder* Cefuroximaxetil 2 x 500 mg p.o. *oder* Ampicillin/Sulbactam 3 x 3 g i.v.
Otitis media chronica	P. aeruginosa S. aureus Anaerobier	nur nach Abstrich!
Otitis externa diffusa	P. aeruginosa Proteus spp. S. pyogenes S. aureus	Gehörgangsreinigung + lokale Therapie + antibiotische Therapie nur nach Abstrich, über 3–5 Tage
Otitis externa maligna	P. aeruginosa	Ciprofloxacin 2–3 x 400 mg i.v. SEQ 2 x 750 mg p.o. *oder* Ceftazidim 3 x 2 g i.v. *oder* Piperacillin/Tazobactam 3 x 4,5 g i.v. über mind. 6 Wochen bis zu 6 Monate

Diagnose	Häufige Erreger	Kalkulierte Therapie
Mastoiditis	S. pneumoniae S. pyogenes H. influenzae S. aureus P. aeruginosa Proteus mirabilis	Ampicillin/Sulbactam 3 x 3 g i.v. *oder* Cefazolin 3 x 2 g i.v.
Perichondritis	P. aeruginosa S. aureus	*leichte Form:* Ampicillin/Sulbactam 3 x 3 g i.v. *oder* Cefazolin 3 x 2 g i.v. *schwere Form:* Ciprofloxacin 3 x 400 mg i.v. *oder* Piperacillin/Tazobactam 3 x 4,5 g i.v. bis zu 10 Tage
Erysipel im Gesicht	Streptokokken	Penicillin G 3 x 10 Mega i.v. bis zu 10 Tage
Gehörgangs-furunkel	S. aureus	s. Otitis externa

10.3 Infektionen der Nase und deren Komplikationen

Diagnose	Häufige Erreger	Kalkulierte Therapie
Rhinitis/akute Sinusitis	meist viral	in der Regel keine Therapie
eitrige bakterielle Sinusitis	S. pneumoniae H. influenzae M. catharralis S. aureus S. pyogenes Anaerobier	Amoxicillin/Clavulansäure 2 x 875/125 mg p.o. *oder* Clarithromycin 2 x 250(–500) mg p.o. bis zu 7 Tage
chronische Sinusitis	S. aureus S. pneumoniae H. influenzae Enterobakterien Anaerobier	*dentogene Ursache:* Clindamycin 3 x 600 mg p.o. ansonsten nur nach Abstrich! bis zu 7 Tage
Sinusitis mit orbitalen Komplikationen	S. aureus S. pneumoniae H. influenzae M. catharralis K. pneumoniae P. aeruginosa Anerobier	meist chirurgischer Eingriff notwendig. *zusätzlich:* Ampicillin/Sulbactam 3 x 3 g i.v.

11 Mykosen

Es sollen an dieser Stelle nur die in der Klinik relevanten invasiven Mykosen behandelt werden, wie sie in erster Linie bei stark immunsupprimierten Patienten vorkommen (s. Kap. 11.1 und 11.2). Candida-Pneumonien sind sehr selten. Insbesondere bei länger beatmeten Patienten lassen sich regelhaft Hefen in den Atemwegen nachweisen als Zeichen einer Fehlbesiedlung. Dieser Befund allein sollte kein Anlass für eine antimykotische Therapie sein! Ähnlich verhält es sich mit den Harnwegen: Der Nachweis von Hefen im Urin ist häufig Ausdruck einer Kontamination bei Genitalsoor oder einer Biofilmbildung im Dauerkatheter. In beiden Fällen ist eine systemische antimykotische Therapie nicht indiziert.

Candidämien kommen durchaus auch bei immunkompetenten Patienten vor, vor allem auf Intensivstationen. Sehr häufig handelt es sich dabei um Katheter-assoziierte Candidämien. Erreger ist in den meisten Fällen C. *albicans*. Soweit keine Vorbehandlung oder Prophylaxe mit Fluconazol oder anderen Azolen bekannt ist, kann die Therapie mit Fluconazol erfolgen. Anderenfalls und bei Nachweis von C. non-albicans-Arten sind Echinocandine zu bevorzugen (Dosierungen s. Kap. 11.2).

Eine Candidämie sollte immer Anlass geben für ein augenärztliches Konsil!

11.1 Pilzinfektionen – HIV-positive Patienten

Diagnose	Erreger	Kalkulierte Therapie
Schleimhaut-mykosen	Candida spp.	Fluconazol 1 x 100 mg p.o. bei Stomatitis, Fluconazol 1 x 200–400 mg p.o. bei Ösophagitis (jeweils initial doppelte Dosis)
Kryptokokkenme-ningitis	Nachweis von Kryptokokken/Kryptokokkenantigenen im Liquor oder Nachweis von Kryptokokke-nantigen im Blut plus Klinik	Liposomales Amphotericin B 1 x 3–4 mg/kg + Flucytosin 4 x 25–37,5 mg/kg i.v. *oder* + Fluconazol 2 x 200–400 mg i.v.

11.2 Pilzinfektionen – neutropenische Patienten

Maßnahmen (systemische Infektionen)

- Entfernung bzw. Wechsel aller zentraler und peripherer Katheter
- Augenhintergrunduntersuchung

neutropenische Patienten			
Diagnose	Kriterien	Erreger	Kalkulierte Therapie
Candida-Infektionen ohne Organbefall	1 x positive Blutkultur und 1 Risikofaktor	empfindliche Candida spp. (C. albicans)	Fluconazol 1 x 400 mg i.v. *Tag 1:* 1 x 800 mg i.v.
		C. glabrata C. krusei	Caspofungin 1 x 50 mg i.v. (70 mg bei > 80 mg KG) *Tag 1:* 1 x 70 mg i.v. *oder* Liposomales Amphotericin B 1 x 3–5 mg/kg KG i.v.
Aspergillose	mehrfacher Aspergillennachweis (ein Nachweis aus Urin, Stuhl, Bronchien und Haut ist ohne Konsequenz) 1 x Nachweis aus sterilem Gebiet beweist eine Mykose klassische CT-Morphologie positiver Galaktomannan-Antigen-nachweis Risikofaktoren		Voriconazol 2 x 4 mg/kg i.v. oder p.o. *Tag 1:* 2 x 6 mg/kg Spiegelbestimmung empfohlen *oder* Liposomales Amphotericin B 1 x 3–5 mg/kg i.v. *oder* Caspofungin 50 mg, Tag 1: 70 mg i.v.
Schleimhaut-mykosen	Candida spp. Soorstomatitis Soorösophagitis		Amphomoronal Suspension lokal Fluconazol 1 x 100–200 mg p.o.
Kryptokokken-meningitis	Kryptokokken		Liposomales Amphotericin B 1 x 3–5 mg/kg i.v. + Flucytosin 4 x 25–37,5 mg/kg i.v.

12 Perioperative Antibiotikaprophylaxe (PAP)

Die perioperative Antibiotikaprophylaxe (PAP) hat zum Ziel, eine Reduktion postoperativer Wundinfektionen bei invasiven Eingriffen oder Operationen mit erhöhtem Infektionsrisiko zu erreichen. Postoperative Wundinfektionen sind inzwischen die häufigsten nosokomialen Infektionen. Sie können je nach Eingriff zu einer lebensbedrohlichen Komplikation führen. Die PAP ersetzt nicht die notwendigen prä- und intraoperativen Hygienemaßnahmen und den hohen Standard in der Asepsis.

Die **Indikation** für eine PAP ist gegeben, sofern ein Risiko für eine intraoperative Kontamination mit Erregern vorhanden ist. Ein solches Risiko liegt vor, wenn die **Wundkontaminationsklasse** sauber-kontaminiert, kontaminiert, oder schmutzig vorliegt. Die Kontaminationsklasse gibt den Grad der bakteriellen Kontamination im Operationsgebiet wieder. Eine PAP kann auch bei sauberen (aseptischen) Eingriffen notwendig sein, denn zusätzlich müssen für die Indikationsstellung zur PAP **individuelle Faktoren des Patienten**, die das Risiko für eine postoperative Wundinfektion erhöhen, wie z.B. Alter des Patienten über 70 Jahre, Besiedlung mit *Staphylococcus aureus*, Adipositas, Diabetes mellitus und Nikotinabusus berücksichtigt werden.

Präoperative Risikofaktoren sind z.B. Notfalleingriff und ein stationärer Aufenthalt präoperativ länger als 5 Tage. **Intraoperative Risikofaktoren** für eine postoperative Wundinfektion sind u.a. lange OP-Dauer, ausgedehnte Blutungen, Handschuhperforation.

Die PAP wird als **Single-shot-Gabe** ca. 30–60 Minuten präoperativ (vor Inzision) intravenös verabreicht. Wichtig ist ein ausreichend hoher Gewebespiegel des Antibiotikums zum Zeitpunkt des Wundverschlusses. Bei einer OP-Dauer von bis zu zwei Stunden ist die Einmalgabe ausreichend. Bei starkem Blutverlust (> 1 L) oder länger dauernder OP wird in Abhängigkeit von der Halbwertzeit des Antibiotikums eine Folgedosis empfohlen. Sie sollte verabreicht werden, wenn der Eingriff länger als die doppelte HWZ des Antibiotikums dauert.

Halbwertzeit (exemplarisch)

Cefuroxim	70 Minuten
Cefazolin	94 Minuten
Clindamycin	2,5 Stunden
Gentamicin	1,5–2 Stunden
Metronidazol	7 Stunden

- **Präparate der 1. Wahl:** Cefazolin 2 g i.v. oder Cefuroxim 1.500 mg i.v.
- Bei zu erwartender Anaerobier-Kontamination (z.B. bei abdominalchirurgischen Eingriffen) ist die zusätzliche Gabe von Metronidazol 0,5 g i.v. indiziert.
- Alternative bei Allergie gegen Betalactame: Clindamycin 600 mg i.v. +/- Gentamicin 3–5 mg/kg KG i.v.

Für definierte Operationen (z.B. Kardiochirurgie, Gelenkersatz) ist ein präoperatives Screening zum Ausschluss einer Besiedlung mit Staphylokokken (MSSA und MRSA) sinnvoll.

Der Anstieg von Resistenzen kann den Erfolg der PAP mit den bewährten Antibiotika einschränken. Die sachgerecht durchgeführte PAP ist aber nicht Ursache der Resistenzentwicklung.

Der Chirurg/behandelnde Arzt entscheidet über Indikation und Dauer der Prophylaxe. Die perioperative Antibiotikaprophylaxe wird nicht postoperativ fortgesetzt.

Sofern postoperativ eine Antibiotikagabe erforderlich ist, wird eine Antibiotikatherapie eingeleitet. Das heißt, es wird festgelegt, welches Antibiotikum postoperativ in welcher Dosierung über welchen Zeitraum gegeben werden soll.

Es muss sicher gestellt werden, dass das perioperativ eingesetzte Antibiotikum nicht automatisch postoperativ weiter gegeben wird. Das Antibiotikum zur perioperativen Prophylaxe ist in der Regel nicht geeignet als Präparat für die Antibiotikatherapie.

Darüber hinaus hat eine Applikation von Antibiotika nach Wundverschluss keinen Einfluss auf die Infektionsrate.

Eine Antibiotikagabe postoperativ gilt als Therapie.

Für die spezifischen Eingriffe erstellt jede Abteilung einen Katalog in dem die Eingriffe und die Präparate für die PAP festgelegt werden.

Kontaminationsklassen

Klassifizierung der Eingriffe	Operationen
I: sauber, aseptisch	asept. Operation ohne Eröffnung des Gastrointestinal- Urogenital-, Respirationstrakts: Struma, Leistenhernie (ohne Netz), Mamma
II: sauber-kontaminiert	saubere Operation mit Eröffnung des Gastrointestinal-, Urogenital-, Respirationstraktes: Appendektomie, Cholecystektomie
III: kontaminiert	offene bzw. traumatische Wunde, Eröffnung eines infizierten Organs z.B. des Urogenital-, Respirationstrakts
IV: schmutzig	akute Infektion, Abszess, Darmperforation

Risikofaktoren für postoperative Wundinfektionen (Wacha et al. 2010)

Patienteneigene Faktoren	Chirurgische Faktoren		
	Präoperativ	Intraoperativ	Postoperativ
■ Alter (Zunahme pro Dezennium)	■ Notfalloperation	■ Erfahrung des Chirurgen	■ Drainagedauer länger als 3 Tage
■ Diabetes mellitus	■ längerer präoperativer Krankenhausaufenthalt	■ Operationsdauer über 2 h (Zunahme je h)	■ respiratorische Sepsis
■ Immuninkompetenz	■ falsche Wahl des Antibiotikums	■ infizierter Operationsbereich	■ invasive Techniken, Urinkatheter, Thoraxdrainage, Nasensonde, zentraler Venenkatheter
■ reduzierter Allgemeinzustand	■ Zeitpunkt der Antibiotika-Gabe: mehr als 2 Stunden zu früh oder zu spät	■ kontaminierter Operationsbereich	
■ Übergewicht			
■ Mangelernährung		■ Bluttransfusion, Albuminzufuhr	■ Nachweis von Dialyse
■ ASA-Score > II		■ lange Anästhesiedauer	■ frühe Reoperation wegen Blutungen
■ MRSA/MSSA-Träger	■ Wundklassifikationen kontaminiert-schmutzig	■ mehr als ein operativer Eingriff	■ Leak der Zerebrospinalflüssigkeit, externer Shunt
■ Fieber/Schüttelfrost innerhalb einer Woche vor der Operation	■ Vorbestrahlung	■ Diathermie	
■ weibliches Geschlecht bei Eingriffen am Kolon, Kardiochirurgie	■ Hochrisiko-Operation	■ Sauerstoffabfall	
■ männliches Geschlecht nach Trauma, in der Gefäßchirurgie, bei Kniegelenkersatz	■ Rezidiveingriffe	■ Unterkühlung	
	■ Steine im Gallengang, Gallengangsverschluss	■ Wundstapler	
■ Dialysepatienten	■ erhöhte Werte für C-reaktives Protein	■ unvorhersehbare Komplikationen	
■ Hepatitis		■ Operationstechnik	
■ Stoma	■ Fremdkörperimplantation	■ Unterkühlung	
■ Drogenabusus	■ Rasur nicht unmittelbar vor OP	■ ineffektive Wirkspiegel	
■ Infektionen anderer Lokalisation	■ präoperative Urinkatheter	■ Verfahrenswechsel	
■ arterielle Mangeldurchblutung	■ vorausgegangene (neurochirurgische) Eingriffe	■ Verfahrenswechsel Laparoskopie/Laparotomie	
■ periphere Ödeme		■ Enterokokken, Enterobakterien, Bacteroides fragilis in der Wunde	
■ Lymphangitis			
■ Neuropathie			
■ vorausgegangene Antibiotika-Therapie			
■ Rauchen			
■ Linksherzversagen nach koronarem Bypass			
■ bakterielle Translokation bei Laparotomie			
■ rheumatoide Arthritis bei Kniegelenkersatz			
■ Zirrhose			

Wichtige Indikationen für eine perioperative Antibiotikaprophylaxe* (PAP)

Beispiele zur Anpassung und Festlegung innerhalb der Abteilung.

I. Allgemein-, Visceral-, Thoraxchirurgie	
Oesophagus-, Magen-, Gallen-, Leber-, Pankreaschirurgie, Herniotomie mit Netzimplantation	Cefuroxim 1,5 g i.v. bzw. Cefazolin 2 g i.v.
Colonchirurgie, Appendektomie	Cefuroxim 1,5 g i.v. + Metronidazol 0,5 g i.v. **
Thoraxchirurgie	Cefuroxim 1,5 g i.v. bzw. Cefazolin 2 g i.v.
II. Unfallchirurgie	Cefuroxim 1,5 g i.v. bzw. Cefazolin 2 g i.v.
III. Gefäß-, Kardiochirurgie	Cefuroxim 1,5 g i.v. bzw. Cefazolin 2 g i.v.
IV. Implantationschirurgie, Prothesen, Schrittmacher	Cefuroxim 1,5 g i.v.bzw. Cefazolin 2g i.v.
V. Plastische Chirurgie	Cefuroxim 1,5 g i.v. bzw. Cefazolin 2 g i.v.
VI. Neurochirurgie, Implantation von Fremdkörpern, offene Traumata, Rezidivoperationen	Cefuroxim 1,5 g i.v. bzw. Cefazolin 2 g i.v.
VII. HNO/MKG, Ausgedehnte (Tumor-)Operationen, Neck Dissection, Implantate	Cefuroxim 1,5 g i.v. bzw. Cefazolin 2g i.v.
VIII. Urologie	
Eingriffe mit Eröffnung des Darms	Cefuroxim 1,5 g i.v. + Metronidazol 0,5 g i.v.
Eingriffe ohne Eröffnung des Darms	Cefuroxim 1,5 g i.v.
Radikale Prostatektomie, Cystektomie	Cefuroxim 1,5 g i.v. + Metronidazol 0,5 g i.v.
Harnröhrenplastik, Sphinkter-OP	Cefuroxim 1,5 g i.v.
IX. Gynäkologie	
Abdom., vaginale Hysterektomie	Cefuroxim 1,5 g i.v. + Metronidazol 0,5 g i.v.
Carcinomchirurgie	Cefuroxim 1,5 g i.v. bzw. Cefazolin 2 g i.v.
Mammachirurgie	Cefuroxim 1,5 g i.v.
Sectio, manuelle Plazentalösung	Cefuroxim 1,5 g i.v. bzw. Cefazolin 2 g i.v.
Abort Curettage	Cefuroxim 1,5 g i.v. + Metronidazol 0,5 g i.v.
Inkontinenzchirurgie	Cefuroxim 1,5 g i.v. bzw. Cefazolin 2 g i.v.
X. Endoskopische Risikoeingriffe, ERCP mit Interventionen, PEG-Anlage	Cefuroxim 1,5 g i.v. bzw. Cefazolin 2 g i.v.

XI. Keine PAP bei folgenden Eingriffen sofern keine Risikofaktoren vorliegen: Strumachirurgie, Herniotomie ohne Netzimplantation, elektive laparaskopische Cholecystektomie, Gynäkologie: Kürettage, Konisation, diagnostische und operative Laparaskopie

*ab 80 kg KG Cefuroxim 3.0 g i.v. präoperativ
**bzw. Cefazolin 2 g i.v. + Metronidazol 0,5 g i.v.
Bei Betalactam-Allergie Clindamycin 600 mg i.v. + Gentamicin 3–5 mg/kg KG i.v.

13 HIV-Postexpositionsprophylaxe (PEP)

Die wichtigste Maßnahme in der Verhinderung von (hämatogenen) Infektionen im Gesundheitswesen ist die Kenntnis des Infektionsweges und die Expositionsprophylaxe. Diesem dient die TRBA 250 (Technische Regel für biologische Arbeitsgeräte). Verantwortlich ist der Arbeitgeber, Nichtbeachtung bedeutet ein Organisationsverschulden.

Die Wahrscheinlichkeit des Auftretens einer HIV-Infektion nach Stich- oder Schnittverletzungen beträgt etwa 0,3%. Sie ist u.a. abhängig von der Art des infektiösen Materials, der Viruskonzentration der Indexperson, vom Kontaminationsereignis und von der Menge des inokulierten Materials. Es wird davon ausgegangen, dass die medikamentöse Postexpositionsprophylaxe das Infektionsrisiko um etwa 80% senkt.

Indikation zur HIV-PEP bei beruflicher HIV-Exposition (Indexperson HIV-positiv)		
Expositionsereignis	Viruslast bei Indexperson > 50 Kopien/ml oder unbekannt	Viruslast bei Indexperson < 50 Kopien/ml
Massive Inokulation (> 1 ml) von Blut oder anderer (Körperflüssigkeit mit (potenziell) hoher Viruskonzentration	PEP empfehlen	PEP empfehlen
(Blutende) Perkutane Stichverletzung mit Injektionsnadel oder anderer Hohlraumnadel Schnittverletzung mit kontaminiertem Skalpell, Messer o.ä.	PEP empfehlen	PEP anbieten
Oberflächliche Verletzung (z. B. mit chirurgischer Nadel) ohne Blutfluss Kontakt von Schleimhaut oder verletzter/geschädigter Haut mit Flüssigkeit mit potentiell hoher Viruskonzentration	PEP anbieten	Keine PEP-Indikation

Indikation zur HIV-PEP bei beruflicher HIV-Exposition (Indexperson HIV-positiv)

Expositionsereignis	Viruslast bei Indexperson > 50 Kopien/ml oder unbekannt	Viruslast bei Indexperson < 50 Kopien/ml
Perkutaner Kontakt mit anderen Körperflüssigkeiten als Blut (Urin oder Speichel)	Keine PEP-Indikation	Keine PEP-Indikation
Kontakt von intakter Haut mit Blut (auch bei hoher Viruskonzentration)		
Haut- oder Schleimhautkontakt mit Körperflüssigkeiten wie Urin und Speichel		

Parenterale Exposition

Expositionsereignis	Kommentar	PEP-Indikation
Transfusion von HIV-haltigen Blutkonserven oder Erhalt von mit hoher Wahrscheinlichkeit HIV-haltigen Blutprodukten oder Organen	Experten hinsichtlich Dauer einer Prophylaxegabe hinzuziehen	PEP empfehlen
Nutzung eines HIV-kontaminierten Drogenbestecks		PEP empfehlen

Sexuelle Exposition

Expositionsereignis	Kommentar	PEP-Indikation
Ungeschützter Geschlechtsverkehr bei **bekanntem positiven HIV-Status** des Partners/der Partnerin		
Ungeschützter insertiver oder rezeptiver vaginaler oder analer Geschlechtsverkehr (z.B. infolge eines geplatzten Kondoms) mit einer **bekannt HIV-infizierten** Person	Transmissionsrisiko in erster Linie von der Viruslast der HIV-positiven Person abhängig	PEP empfehlen *wenn* Indexperson unbehandelt bzw. Viruslast > 1.000 Kopien/ml *oder* *wenn* Behandlungsstatus nicht eruierbar
		PEP anbieten *wenn* Viruslast der Indexperson 50–1.000 Kopien/ml
		Keine PEP-Indikation *wenn* Indexperson wirksam behandelt (Viruslast < 50 Kopien/ml)

Sexuelle Exposition		
Expositionsereignis	**Kommentar**	**PEP-Indikation**
Ungeschützter Geschlechtsverkehr bei **unbekanntem HIV-Status** des Partners/der Partnerin		
Ungeschützter Analverkehr zwischen Männern	Bei homosexuellem Analverkehr zwischen Männern liegt die statistische Wahrscheinlichkeit, dass beim Partner eine undiagnostizierte oder unbehandelte HIV-Infektion vorliegt, in Deutschland zwischen ca. 1% und 3% (altersabhängig). In Großstädten und Szene-typischen Settings ist mit erhöhten Wahrscheinlichkeiten zu rechnen	PEP anbieten
Ungeschützter heterosexueller Vaginal- oder Analverkehr **mit** aktiv intravenös Drogen konsumierendem Partner/in **mit** bisexuellem Partner **mit** Partner/in aus HIV-Hochpräva-lenzregion (v.a. Subsahara-Afrika)	Statistische Expositionswahr-scheinlichkeit in einem Bereich ~ 1:100	PEP anbieten
Ungeschützter heterosexueller Vaginal- oder Analverkehr (auch mit Sexarbeiterin)	Bei heterosexuellem Geschlechtsverkehr liegt die statistische Wahrscheinlich-keit, dass beim Partner/bei der Partnerin eine undiagnostizierte oder unbehandelte HIV-Infektion vorliegt, in Deutschland bei ca. 1:10.000 oder darunter.	Keine PEP-Indikation
Oralverkehr ungeschützter oraler Geschlechts-verkehr mit der Aufnahme von Sperma eines sicher oder wahrscheinlich HIV-infizierten Partners in den Mund	Übertragungswahrscheinlich-keit selbst im Falle einer realen Exposition sehr gering	Keine PEP-Indikation
Küssen Kontakt der Haut mit HIV-haltigen Sekreten		Keine PEP-Indikation

Sofortmaßnahmen

- **Stich- oder Schnittverletzung, Kontamination geschädigter Haut:** Spülung mit Wasser und Seife bzw. einem Antiseptikum
- **Exposition des Auges oder der Mundhöhle:** Spülen mit Wasser

Medikamentöse Intervention

- Entscheidend ist der frühe Beginn der PEP (der maximale Schutz ist gegeben, wenn die Medikamente innerhalb der ersten 2 Stunden nach Exposition eingenommen werden). Ausführliche Information und Notfallmedikamente liegen auf den Aufnahmestationen bereit.
- Dokumentation durch die BG-Ambulanz. Beratung u.a. durch das *ifi* Institut für interdisziplinäre Medizin (Tel:040/284076o/0/101/102) insbesondere, wenn die Indexperson unter Therapie steht und/oder Resistenzen vermutet werden.
- Im Zweifel ist es sinnvoller, die Postexpositionsprophylaxe zu beginnen und später abzusetzen, als diese zu spät zu beginnen.

Standardprophylaxe	Truvada® 1 x 1 + Isentress® 2 x 1
	bei Schwangerschaft
	Truvada® 1 x 1 + Kaletra® 1 x 4 oder 2 x 2

14 Infektionen mit multiresistenten Erregern

Seit über 20 Jahren stellt MRSA im Krankenhaus das Paradebeispiel für das Auftreten und die nosokomiale Ausbreitung eines multiresistenten Erregers dar. Inzwischen sind jedoch eine ganze Reihe weiterer multiresistenter Erreger hinzugekommen, die im Folgenden kurz besprochen werden sollen. Mit zunehmender Prävalenz gefährden sie den Erfolg empirischer Therapien, und für die gezielte Therapie stehen dann häufig nur noch wenige teure und nicht immer gut verträgliche Substanzen zur Verfügung. Deswegen kommt der Vermeidung der Ausbreitung solcher Erreger durch frühzeitige Erkennung und Einhaltung der vorgeschriebenen Maßnahmen im Hygieneplan größte Bedeutung zu (siehe Hygienemanagement auf der Basis der Empfehlungen der KRINKO).

MRSA

Methicillin resistenter *Staphylococcus aureus (MRSA)* kann schwere, z.T. lebensbedrohliche Infektionen verursachen. MRSA sind grundsätzlich resistent gegen alle Betalaktam-Antibiotika (Penicilline, Cephalosporine, Carbapeneme, Ausnahme Ceftarolin, s. unten) und auch deren Kombinationen mit Betalaktamaseinhibitoren sowie vielfach auch gegen weitere Antibiotikaklassen.

Risikofaktoren für eine Infektion bzw. eine Kolonisation mit MRSA haben Patienten mit

- diabetischem Fuß insbesondere nach einer Antibiotikatherapie
- Dekubitus oder anderen chron. Haut- und Weichgewebeinfektionen
- vorangegangener Antibiotikatherapie
- Aufenthalt bzw. Versorgung in einer Klinik, Nachsorgeeinrichtung oder Pflege

Mittel der ersten Wahl bei invasiven septischen Infektionen ist auch heute noch Vancomycin (2 x 1 g i.v.). Bei Unverträglichkeit oder Nichtansprechen stehen neuere Substanzen wie Linezolid, Daptomycin oder Ceftarolin zur Verfügung (siehe nachstehende Tabelle). Die Therapie sollte grundsätzlich nach Antibiogramm erfolgen. Je nach Schwere der Erkrankung und Lokalisation der Infektion können auch Cotrimoxazol, Doxycyclin oder Clindamycin zum Einsatz kommen, auch als orale Sequenztherapie. Linezolid sollte als Bakteriostatikum nicht primär bei septischen Infektionen eingesetzt werden. Es besitzt eine gute Gewebegängigkeit und hat gute Ergebnisse bei nosokomialen Pneumonien und bei komplizierten Haut- und Weichgewebeinfektionen gezeigt. Wegen der guten Bioverfügbarkeit eignet es sich auch sehr gut zur oralen Sequenztherapie. Eine eindeutige Überlegenheit von Linezolid gegenüber Vancomycin ist jedoch nicht belegt. Als Nebenwirkung tritt relativ häufig eine Thrombozytopenie auf, bei längerer Verabreichung muss auch mit peripheren Neuropathien gerechnet werden. Die zugelassene Therapiedauer ist daher auf 28 Tage begrenzt. Daptomycin wirkt ebenfalls gut bei komplizierten Haut- und Weichgewebeinfektionen und hat sich als bakterizide Substanz auch als gut wirksam bei Bakteriämie (mit und ohne Endokarditis) gezeigt. Es sollte jedoch nicht bei einer Pneumonie zum Einsatz kommen, da es durch Surfactant inhibiert wird! Patienten, die mit Daptomycin behandelt werden, sollten bezüglich der Entwicklung einer Myopathie (CPK-Erhöhung) beobachtet werden. Mit Ceftarolin steht neuerdings ein MRSA-wirksames Cephalosporin zur Verfügung, dessen klinische Wirksamkeit gegen MRSA bislang jedoch nur für Haut- und Weichgewebeinfektionen sicher gezeigt werden konnte. Ähnliches gilt für Ceftobiprol (siehe Tabelle). Insgesamt liegen für diese Substanzen noch nicht sehr viele Erfahrungen vor.

Stellenwert einiger Antibiotika bei MRSA-Infektionen

	Mittel 1. Wahl		Alternativen****		
	Vancomycin	Linezolid	Daptomycin	Ceftarolin	Ceftobiprol
Sepsis	++	(+) **	++	–	–
Endokarditis	++*	–	++	–	–
Pneumonie	++	++	-	–***	++*****
Weichgewebe-Infektionen	++	++	++	++	–

* z.B. Kombination mit Gentamicin bei nativer Klappe oder plus Rifampicin bei Prothese

** nur begleitende Bakteriämie bei ambulant erworbener Pneumonie

*** zugelassen für ambulant erworbene Pneumonie, aber keine ausreichenden Daten für MRSA

**** bei verminderter Empfindlichkeit, nicht ausreichender klinischer Wirksamkeit bzw. schlechter Verträglichkeit von Vancomycin. Je nach Art und Lokalisation der Infektion können bei nachgewiesener Empfindlichkeit auch andere Substanzen wie Cotrimoxazol, Clindamycin oder Tetracyclin eingesetzt werden.

***** ambulant erworbene und nosokomiale Pneumonie außer beatmungsassoziierte Pneumonie

Für eine bessere Wirksamkeit von Kombinationstherapien, z.B. Vancomycin plus Rifampicin, gibt es kaum Hinweise. Sie sollten daher nur bei Versagen einer Monotherapie erwogen werden. Am ehesten sind sie vermutlich wegen der Biofilmproblematik bei endoprothetischen Infektionen in Betracht zu ziehen in der Kombination von Vancomycin mit Rifampicin oder Fosfomycin. Umgekehrt sollten diese genannten Kombinationspartner von Vancomycin niemals als Monotherapie verabreicht werden.

Wichtig ist grundsätzlich die Differenzierung zwischen Infektion und Kolonisation. Eine Antibiotikatherapie sollte bei Nachweis von MRSA nur bei Vorliegen einer Infektion durchgeführt werden.

Wunden, in denen MRSA nachwiesen wird, sollten wenn möglich durch MRSA-wirksame Wundtherapeutika (Polyhexanid, Octenidin u.a.) versorgt werden (siehe Sellmer, Bültemann, Tigges (2010) Wundfibel. Reihe Asklepios Praxisbibliothek. Medizinisch Wissenschaftliche Verlagsgesellschaft, Berlin).

An dieser Stelle sei auf die 2009 eingeführte Meldepflicht für MRSA-Nachweise aus Blutkulturen und Liquor hingewiesen.

Vancomycinresistente MRSA (VRSA) sind bislang in Deutschland nicht berichtet worden. Der klinische Stellenwert von gelegentlich beobachteten Vancomycinintermediär-empfindlichen MRSA (VISA) ist weiterhin unklar.

VRE

Enterokokken sind *per se* multiresistent und nur begrenzt empfindlich gegenüber Betalaktamen. Am besten wirken von diesen Ampicillin oder Piperacillin, Carbapeneme sind nur mäßig wirksam, Cephalosporine wirken allein überhaupt nicht. Bei schweren Infektionen, z.B. einer Endokarditis, sollte daher Ampicillin in hoher Dosierung (3-6 x 4 g tgl.) gegeben werden, am besten in Kombination mit einem Aminoglykosid oder mit Ceftriaxon. Im Prinzip sind zwar alle Enterokokken resistent gegenüber Aminoglykosiden, es wird jedoch unterschieden zwischen einer Low Level- und einer High Level-Resistenz. Im Falle einer Low Level-Resistenz (bei uns eher der Normalfall) kann ein Synergismus zwischen Ampicillin und Aminoglykosid erwartet werden. *Enterococcus faecium* ist fast immer ampicillinresistent, bei Infektionen mit diesem Erreger ist in erster Linie Vancomycin zu empfehlen.

Vor allem aus dem zunehmenden Reservoir von E. faecium-Isolaten rekrutieren sich die Vancomycin-resistenten Enterokokken (VRE). Sie sind zumeist gegen alle Glykopeptide resistent. E. gallinarum und E. casseliflavus besitzen eine intrinsische Vancomycinresistenz, sind nur wenig virulent und werden im Allgemeinen nicht den nosokomialen VRE zugerechnet. Infektionen mit

VRE sind grundsätzlich schwierig zu behandeln. Es ist daher besonders gründlich abzuwägen, ob eine antibiotische Therapie überhaupt indiziert ist. Der alleinige Trägerstatus ist keine Indikation und lässt sich antibiotisch auch kaum beeinflussen.

Weist der VRE, wie es meist der Fall ist, gleichzeitig eine Ampicillinresistenz auf, so gilt Linezolid heute als Mittel der Wahl. Das etwas ältere Quinupristin-Dalfopristin bietet keinen Vorteil gegenüber Linezolid und wirkt nur gegen *E. faecium*, aber nicht gegen *E. faecalis*. Umgekehrt wirkt Daptomycin besser gegen *E. faecalis* und nur schwächer gegen *E. faecium*. Nach Antibiogramm kommen häufig auch Tetracycline und Tigecyclin in Betracht, seltener Erythromycin und Fluorchinolone. Cotrimoxazol sollte nicht bei Enterokokkeninfektionen eingesetzt werden, auch wenn es gelegentlich in vitro wirksam erscheint. Klare Empfehlungen zur Kombinationstherapie bei VRE-Infektionen gibt es nicht. Beschrieben wurden u.a. erfolgreiche Kombinationen von Quinupristin-Dalfopristin mit Doxycyclin und Rifampicin oder auch von Daptomycin mit Tigecyclin (bei einer Endokarditis mit einem linezolidresistenten VRE).

Klinisch und epidemiologisch bedeutsam sind vor allem die VRE-Phänotypen VanA und VanB. Während VRE vom Typ VanA gegenüber Vancomycin und Teicoplanin resistent sind, zeigen sich VRE vom Typ VanB in vitro empfindlich gegenüber Teicoplanin. Während bis vor wenigen Jahren praktisch 100% der invasiven Isolate bei uns dem VanA-Typ zuzuordnen waren, zeigen sich inzwischen über 80% invasiver VRE in vitro empfindlich gegenüber Teicoplanin. Leider liegen keine klinischen Studien vor, die den therapeutischen Nutzen von Teicoplanin in diesen Fällen belegen. Vereinzelt gibt es Berichte über eine Resistenzentwicklung von VanB-Isolaten gegenüber Teicoplanin unter laufender Therapie. Zu überlegen ist jedoch eine Kombinationstherapie mit Linezolid bzw. ein Therapieversuch bei Vorliegen einer Linezolidresistenz bzw. –unverträglichkeit, dann nach Möglichkeit mit einem weiteren Kombinationspartner.

PRP

Penicillinresistente Pneumokokken (PRP) spielen bei uns nach wie vor eine untergeordnete Rolle. Gelegentlich bei uns vorkommende intermediär penicillinempfindliche Pneumokokken lassen sich gut mit höheren Penicillindosierungen oder mit einem 3. Gen. – Cephalosporin (Ceftriaxon oder Cefotaxim) behandeln. In den bei uns sehr seltenen Fällen von Pneumokokkeninfektionen mit ausgeprägter Penicillinresistenz sollte insbesondere bei Vorliegen einer Meningitis z.B. Ceftriaxon mit Vancomycin kombiniert werden. Für die Pneumonie durch PRP kommt auch Ceftarolin in Betracht. Vancomycinresistente Pneumokokken sind bislang nicht beschrieben worden.

ESBL

Extended-Spectrum-Betalaktamasen (ESBL) sind Enzyme, die eine Resistenz gegenüber den meisten Betalaktam-Antibiotika (Penicilline, Cephalosporine, Monobactame) vermitteln. Ausnahmen sind die Carbapeneme, die zugleich auch die Mittel erster Wahl sind. ESBL sind zumeist plasmidkodiert und neigen daher zur horizontalen Ausbreitung auch über Speziesbarrieren hinweg und stellen auch deswegen eine besondere krankenhaushygienische Herausforderung dar. Die meisten ESBL-Bildner weisen zudem auch Multiresistenzen gegenüber anderen Antibiotikaklassen auf. Wir finden sie vor allem bei E. coli und *Klebsiellen*, sie kommen aber auch bei vielen anderen gramnegativen Stäbchenbakterien vor.

Gerade bei E. coli, einem der wichtigsten und häufigsten Erreger, haben die ESBL-Bildner in den vergangenen fünf Jahren dramatisch zugenommen.

Die besten (erfolgreichsten) klinischen Daten gibt es zu Imipenem und Meropenem. Ertapenem zeigt ebenfalls eine gute in vitro-Aktivität, aber es gibt bislang nur wenige klinische Daten, und Resistenzentwicklung unter Therapie wurde beschrieben. ESBL-Enzyme sind in vitro typischerweise empfindlich gegenüber Betalaktamaseinhibitoren, klinisch wurden jedoch vielfach Therapieversager mit entsprechenden Kombinationen wie Piperacillin/Tazobactam beobachtet, weswegen wir diese Präparate im Antibiogramm stets auf resistent setzen. In einer Fall-Kontroll-Studie erwies sich der Gebrauch von Betalaktamaseinhibitoren allerdings als protektiv gegen die Entstehung von Infektionen und Kolonisationen durch ESBL-bildende Klebsiellen. Entsprechend Antibiogramm können prinzipiell auch andere Substanzen wie Fluorchinolone, Aminoglykoside oder Tigecyclin eingesetzt werden, hierzu gibt es jedoch kaum Daten. Ebenfalls gibt es keine Daten, die eine Kombinationstherapie stützen.

Multiresistente gramnegative Erreger (MRGN)

In den vergangenen Jahren war die Diskussion um multiresistente gramnegative Erreger sehr fokussiert auf die Extended-Spectrum-Betalaktamase (ESBL)-Bildner, d.h. der Resistenzmechanismus und z.T. auch der Genotyp standen im Vordergrund der Betrachtung und weniger der Phänotyp. Hier ist mit der KRINKO-Empfehlung ein grundsätzlicher Wandel eingetreten: Die Kommission für Krankenhaushygiene und Infektionsprävention (KRINKO) beim RKI hat im Oktober 2012 eine verbindliche Empfehlung zu Hygienemaßnahmen bei Infektionen mit multiresistenten gramnegativen Stäbchen (MRGN) veröffentlicht. Diese Empfehlung bezieht sich auf Vertreter der Familie der Enterobakterien (hierzu gehören die sehr wichtigen und häufig nachgewiesenen E. coli und Klebsiellen, aber auch *Proteus*, *Morganella*, *Citrobacter*, *Enterobacter*, *Serratia* und weitere Arten) sowie auf *Pseudomonas aeruginosa* und *Acinetobacter baumannii*. Andere gramnegative Erreger wie z. B. *Stenotrophomonas maltophilia* sind in dieser Empfehlung nicht berücksichtigt. Für die Klassifizierung der Multiresistenz werden dabei aufgrund ihrer Bedeutsamkeit für die Therapie schwerer Infektionen nur vier Antibiotikaklassen mit den folgenden Leitsubstanzen berücksichtigt: Piperacillin, Cefotaxim und/oder Ceftazidim, Imipenem und/oder Meropenem sowie Ciprofloxacin. Unterschieden wird zwischen **3MRGN** (Multiresistente gramnegative Stäbchen mit Resistenz gegen 3 der 4 Antibiotikagruppen) und **4MRGN** (Multiresistente gramnegative Stäbchen mit Resistenz gegen 4 der 4 Antibiotikagruppen). Je nach Risikobereich gelten für 3MRGN und 4MRGN unterschiedliche Hygienemaßnahmen.

> Seit 01.05.2016 unterliegen alle Erstnachweise von 4MRGN-Isolaten außer von *P. aeruginosa* der Labormeldepflicht nach §7 IfSG!

3MRGN

E. coli (3MRGN) oder z. B. *K. pneumoniae* (3MRGN) entsprechen den *E. coli* (ESBL) bzw. *K. pneumoniae* (ESBL) der alten Nomenklatur mit zusätzlicher Ciprofloxacinresistenz. Hier gelten die Carbapeneme als Mittel erster Wahl. Je nach Krankheitsbild und dem Antibiogramm entsprechend können aber auch Substanzen wie Cotrimoxazol, Tetracycline oder Aminoglykoside in Betracht kommen.

4MRGN

Für Vertreter der Enterobakterien gilt, dass bereits die alleinige Resistenz gegen Imipenem oder Meropenem für eine Klassifikation als 4MRGN ausreicht, selbst bei Chinolonempfindlichkeit. Dies geschieht, um einer möglichen Ausbreitung von Carbapenemase-bildenden Keimen vorzubeugen. Ausnahmen bilden hier lediglich Vertreter der Proteusgruppe sowie *Serratia*, bei denen eine alleinige Imipenemresistenz nicht berücksichtigt wird. Dementsprechend gibt es bei 4MRGN-Enterobakterien häufig noch einige Therapieoptionen wie Chinolone, Tigecyclin oder Aminoglykoside. Es kommen aber auch bereits panresistente Klebsiellenstämme vor, bei denen nicht einmal mehr Colistin wirksam ist!

Bei *P. aeruginosa* wird anders gewertet: Nur wenn Imipenem und Meropenem unwirksam sind sowie die Vertreter der anderen drei Klassen, erfolgt eine Klassifikation als 4MRGN, sonst entsprechend als 3MRGN. *P. aeruginosa* ist *per se* multiresistent und sollte bei echten Infektionen entsprechend Antibiogramm mit einer Zweierkombination behandelt werden, auch wenn die Studienlage hierzu sehr widersprüchlich ist. Die beste Wirksamkeit weisen bei uns Ceftazidim und Aminoglykoside auf. Bei entsprechend resistenten Isolaten kommt auch hier Colistin in Betracht (siehe *A. baumannii*). Als Kombinationspartner bei sehr resistenten Isolaten sollte auch Fosfomycin erwogen werden.

Bei Infektionen durch *A. baumannii* gelten eigentlich die Carbapeneme als Mittel der Wahl. In den letzten Jahren haben wir jedoch auch bei uns größere Ausbrüche mit carbapenemresistenten Stämmen (jetzt also definitionsgemäß 4MRGN) beobachten müssen (soweit untersucht, gehörten sie alle einem einzigen Klon an!), die so multiresistent sind, dass z. T. nur noch eine Therapie mit Colistin möglich ist. Colistin ist bakterizid und zerstört die äußere Zellmembran der meisten gramnegativen Bakterien (außer *Burkholderia cepacia*, *Serratia marcescens*, *Moraxella catarrhalis*, *Proteus spp*, *Providencia spp*, und *Morganella morganii*). Colistinmethat-Natrium ist inzwischen auch in Deutschland parenteral verfügbar. Ob ggf. Kombinationen von Colistin mit Tigecyclin sinnvoll sein können, ist nicht geklärt.

Generell wird trotz vorliegender Carbapenemresistenz bei 4MRGN-Infektionen eine Kombinationstherapie von z.B. Colistin mit einem Carbapenem, zumeist Meropenem, empfohlen, vor allem dann, wenn die gemessene MHK 16 mg/L nicht überschreitet. Damit die Konzentration von Meropenem möglichst lange oberhalb einer solch erhöhten MHK liegen kann, werden zunehmend höhere Dosierungen und verlängerte Infusionszeiten empfohlen, also z.B. 3 x 2 g Meropenem über jeweils 3 Stunden.

S. maltophilia fällt nicht unter die MRGN-Klassifikation und besitzt eine intrinsische Resistenz gegenüber Carbapenemen. Als Mittel der Wahl gilt Cotrimoxazol. Auch die Kombination von Cotrimoxazol mit Piperacillin/Tazobactam wird empfohlen. Bei Cotrimoxazolresistenz oder –unverträglichkeit kommen in erster Linie Ciprofloxacin oder Ceftazidim in Betracht, ohne dass es hierfür allerdings valide Daten gibt.

15 Verfügbare Antiinfektiva in den Kliniken der Asklepios Kliniken Hamburg GmbH (11/16)

15.1 Antibiotika (24-h-Dosis = für Erwachsene)

Penicilline

Penicillin G und Oralpenicillin

	Spektrum	24-h-Dosis	NW, Bemerkungen
Penicillin G = Benzylpenicillin	*empfindlich:* Streptokokken, Pneumokken, Meningokokken, Corynebakterien. u.a. grampos. Stäbchen, Spirochäten, Anaerobier	*niedrige Dosis:* 3–4 x 1–2 Mega i.v. (z.B. Pneumonie) *hohe Dosis:* 4–6 x 5 Mega i.v. (z.B. Erysipel) *höhere Dosen:* Nicht sinnvoll	Anaphylaxie (1:10⁴), Medikamentenfieber, Exantheme, hämolytische Anämie und Krämpfe (nur bei hohen Dosen und schneller i.v.-Inj.), Herxheimer-Reaktion, selten interstitielle Nephritis (nur bei i.v.-Gabe), Thrombo- penie, Neutropenie;
Penicillin V	*nicht empfindlich:* Bacteroides fragilis *Cave:* Vereinzelt pe- nicillinresistente Gonokokken und (selten) Pneumokokken	3 x 1,5 Mega p.o.	überlegen bei Strepto-, Pneumo- und Meningokokken

Staphylokokkenpenicilline (penicillinasefeste Penicilline)

	Spektrum	24-h-Dosis	NW, Bemerkungen
Flucloxacillin	Staphylokokken	3–6 x 1–2 g i.v. (max. 12 g) 3–4 x 1 g p.o.	Venenreizung bei i.v.-Gabe häufig. GIT-NW (Durchfall), drug-fever, Exanthem, Hb-Abfall, Leukopenie, Transaminasenanstieg, selten Hämaturie, pseudomembranöse Kolitis

Aminopenicilline

	Spektrum	24-h-Dosis	NW, Bemerkungen
Ampicillin	*empfindlich*: grampos. und gramneg. Bakterien, v.a. H. influenzae; Enterokokken, Listerien, teilweise auch E. coli, Proteus mirabilis, Salmonellen, Shigellen, Anaerobier (außer Bacteroides fragilis) *nicht empfindlich*: β-Laktamasebildner	3–4 x 500–1500 mg i.v. (max. 20 g) Für p.o.-Therapie ist Amoxicillin besser geeignet.	GIT-NW (Übelkeit, Diarrhoe, pseudomembranöse Kolitis), allergische Reaktion, Exanthem, drug-fever, selten GOT ↑. *Bei Überdos.* Nephritis und hämolytische Anämie. *KI:* Infektiöse Mononukleose (Exanthem in 75–100%)
Amoxicillin	s. Ampicillin; aktiver gegen Salmonella Typhi, inaktiv bei Shigellen	3–4 x 1 g p.o.	s. Ampicillin; Amoxicillin wird 2–3-fach besser resorbiert als Ampicillin, deshalb weniger GIT-NW
Amoxicillin + Clavulansäure	s. Amoxicillin einschließlich β-Laktamasebildner, Anaerobier	2–3 x 875/125 mg p.o.	s. Ampicillin; häufig pos. Coombs-Test, GIT-NW und Leberenzyme ↑ (in 10%). KI: Infektiöse Mononukleose und lymphatische Leukämie. Bei lebensbedrohlichen Infektionen nicht als Monotherapie! *Cave:* Niereninsuff. (unterschiedliche Pharmakokinetik der Inhaltsstoffe)
Ampicillin + Sulbactam	s. Ampicillin einschließlich β-Laktamasebildner, Anaerobier	3 x 1,5–3,0 g i.v.	s. Ampicillin *KI:* Bei lebensbedrohlichen Infektionen keine Monotherapie!

Ureido-Penicilline (Breitspektrumpenicilline)

	Spektrum	24-h-Dosis	NW, Bemerkungen
Piperacillin + Tazobactam	s. Ampicillin, stärker gegen gramneg. Erreger, z.B. Entero- und Citrobacter; P. aeruginosa, Anaerobier. S. aureus., H. influenzae., E. coli, Bacteroides fragilis	3 x 4,5 g i.v.	allergische Reaktion (Exantheme, Urtikaria, drug-fever, selten Anaphylaxie, Eosinophilie). Passagere Neutropenie, Transaminasen ↑, Hypokaliämie, GIT-NW (Übelkeit, Diarrhoe, pseudomembranöse Kolitis) Leberwertanstieg, Blutgerinnungsstörungen

Cephalosporine

Cephalosporine der I. Generation (Basis-Cephalosporin)

	Spektrum	24-h-Dosis	NW, Bemerkungen
Cefazolin	*empfindlich*: grampos. und gramneg. Bakterien (bes. E. coli, Proteus mirabilis, Klebsiella), Anaerobier, gut wirksam bei oxacillin-sensitiven Staphylokokken Einsatz in periop. Prophylaxe möglich. *nicht empfindlich*: Enterokokken, Pseudomonas, Serratia, Proteus vulgaris, Enterob., Acinetobacter, H. influenzae., MRSA, Bacteroides fragilis	3 x 2 g i.v.	Exanthem, Thrombophlebitis, Fieber, Transaminasen ↑, passagere Leukopenie, Thrombozytopenie, GIT-NW, selten Anaphylaxie, pos. Coombstest, Nephrotoxizität → Krea-Kontrolle. Komb. mit Furosemid vermeiden!
Cefaclor	s. Cefazolin, zusätzlich mäßig wirksam gegen H. influenzae	3 x 0,5–1 g p.o.	s. Cefazolin, GIT-NW (26%), selten Arthritis

Cephalosporine der II. Generation (Gruppe 2)

	Spektrum	24-h-Dosis	NW, Bemerkungen
Cefuroxim	*empfindlich:* E. coli, Klebsiella, Proteus, H. influenzae (wirksamer als Cefazolin). Weitgehend β-Laktamase-stabil, *daher meist wirksam bei* Cefazolinresistenten Erregern *nicht empfindlich:* Enterokokken, Pseudomonas, Bacteroides fragilis, MRSA	3 x 1,5 g i.v.	s. Cefazolin *KI:* ZNS-Infektion
Cefuroximaxetil	s. Cefuroxim	2 x 500 mg p.o.	s. Cefazolin, GIT-NW

Cephalosporine der III. Generation (Gruppe 3a): Breitspektrum-Cephalosporine;
Gruppe 3a = unzureichende Pseudomonaswirksamkeit

	Spektrum	24-h-Dosis	NW, Bemerkungen
Ceftriaxon	*empfindlich:* grampos. Erreger (weniger wirksam als Cefazolin und Cefuroxim), gramneg. Erreger, H. influenzae (wesentlich wirksamer als Cefazolin und Cefuroxim). *Cave:* Bei Enterobacter und Citrobacter häufig Resistenzentwicklung *nicht empfindlich:* Pseudomonas, Enterokokken, Bacteroides fragilis, oxacillinresistente Staphylokokken, Listerien Therapie der Wahl bei Meningitis	1 x 2 g i.v., i.m. (bis 2 x 2 g)	s. Cefazolin, „sludge" i.d. Galle; lange HWZ → Einmaldosierung, Loadingdose 1 x 4 g i.v.

Oral-Cephalosporine der III. Generation

	Spektrum	24-h-Dosis	NW, Bemerkungen
Cefpodoxim	s. Ceftriaxon; Staphylokokken meist resistent; Harnwegsinfekt durch Ampicillin- bzw. Cotrimoxazol-resistente gramnegative Erreger	2 x 100–200 mg p.o.	GIT-NW, allergische Reaktionen, BB-Veränderungen, Transaminasen ↑, Kopfschmerzen, Schwindel

Cephalosporine der III. Generation (Gruppe 3b)

	Spektrum	24-h-Dosis	NW, Bemerkungen
Ceftazidim	Breitspektrum-Ceph.; gramneg. Erreger, v.a. P. aeruginosa, Proteus und Serratia (sehr gute Wirksamkeit), *wenig aktiv gegen* Staphylokokken, Enterokokken, Bacteroides fragilis, schlecht wirksam gegen Pneumokokken!	3 x 2 g i.v., i.m.	s. Cefazolin. Initialtherapie bei unbekanntem Erreger, bei V.a. P. aeruginosa ggf. in Komb. mit Aminoglykosid. *Bei V.a. Anaerobier* Komb. mit Clindamycin *oder* Metronidazol *bei V.a. Staphylokokken* Komb. mit Flucloxacillin oder Glykopeptid

Cephalosporine der IV. Generation (Gruppe 4)

	Spektrum	24-h-Dosis	NW, Bemerkungen
Cefepim (Maxipime®)	s. Ceftazidim; Komb. mit Aminoglykosid sinnvoll	3 x 2 g i.v.	s. Cefazolin, in vitro hohe β-Laktamasestabilität, klinisch mit Ceftazidim vergleichbar

Carbapeneme

	Spektrum	24-h-Dosis	NW, Bemerkungen
Meropenem	*empfindlich:* grampos. und gramneg. Erreger einschließlich Anaerobier (sehr gute Wirkung), ESBL *nicht empfindlich:* S. maltophilia und B. cepacia	3 x 1 g i.v. (max. 3 x 2 g i.v.)	BB-Veränderungen, allergische Reaktionen, GIT-NW, Transaminasen ↑, AP ↑, Krea ↑, Phlebitis. Monotherapie möglich *bei V.a. Pseudomonas* Kombination mit Aminoglykosid. nur Meropenem: Dosisabhängig Krämpfe, Verwirrtheit

Tetrazykline

	Spektrum	24-h-Dosis	NW, Bemerkungen
Doxycyclin	Breitbandantibiotikum *empfindlich:* viele grampos., gramneg. Erreger, Mykoplasmen, Chlamydien, Brucellen, Borrelien, Rickettsien, Leptospiren *nicht empfindlich:* Proteus, P. aeruginosa, Serratia. Hohe Resistenzraten bei Staphylokokken und Streptokokken	200 mg p.o., i.v., dann 1 x 100– 200 mg	GIT-NW, Photosensibilisierung, allergische Reaktionen, irreversible Gelbfärbung der Zähne bei Kindern < 9 J., Hirndruck ↑, Harnstoff-N ↑ *bei Überdos:* hepatotoxisch. Bei Niereninsuff. einsetzbar. *Cave:* Nicht geeignet zur Monotherapie schwerer Infektionen vor Erregernachweis

Aminoglykoside

	Spektrum	24-h-Dosis	NW, Bemerkungen
Amikacin	s. Gentamicin, häufig bei Gentamicinresistenz noch aktiv; Reserveantibiotikum	1 x 15 mg/kg KG i.v.	Komb. vorwiegend mit Gabe von β-Laktam-Antibiotika; geringe therapeutische Breite *Drug Monitoring:* Talspiegel
Gentamicin	*empfindlich:* Enterobakterien, P. aeruginosa, Staphylokokken *nicht empfindlich:* Enterokokken, Streptokokken, Pneumokokken, S. maltophilia, Anaerobier	1 x 3–5 (–7) mg/kg KG i.v. als 30- bis 60-minütige Kurzinfusion	*Ziel:* Talspiegel < 1 mg/l bzw. < 10 mg/l (Amikacin) Ototoxizität (häufig irreversibel) und Nephrotox. (meist reversibel) v.a. bei: Talspiegel > 1 mg/l (G, T) *bzw.* > 10 mg/l (Amikacin) Ther. > 10 Tage: Gleichzeitig andere toxische Substanzen, wie Vancomycin, Furosemid, Amphotericin B vermeiden
Tobramycin	s. Gentamicin, aktiver gegen P. aeruginosa, v.a. in Komb. mit Pseudomonas-Penicillinen und -Cephalosporinen	1 x 3–5 mg/kg KG i.v.	Allergische Reaktionen, neuromuskuläre Blockade

Makrolide

	Spektrum	24-h-Dosis	NW, Bemerkungen
Erythromycin	*empfindlich:* Streptokokken, Pneumokokken, oxacillinsensitive Staphylokokken, *nur mäßig.* Neisserien, Legionellen, Myko- und Ureaplasmen, Chlamydien, Bordetella pertussis, C. diphtheriae, Campylobacter, Borrelien, Treponema pallidum. Enterokokken und H. influenzae *nicht empfindlich:* Enterobakterien, Pseudomonas, S. aureus, Mycoplasma hominis	4 x 500 mg p.o., 3–4 x 500–1.000 mg i.v.	GIT-NW, Phlebitis; sehr selten Allergie, Leberschäden bei Erythromycin-Estolat (cholestatischer Ikterus)

	Spektrum	24-h-Dosis	NW, Bemerkungen
Clarithromycin	s. Erythromycin; zusätzlich Mykobakterien	2 x 250–500 mg p.o. (nüchtern), 2 x 500 mg i.v.	bessere Resorption als Erythromycin, geringere GIT-NW, verlängerte HWZ; in D 10–15% makrolid-resistente Pneumokokken

Chinolone*

	Spektrum	24-h-Dosis	NW, Bemerkungen
Ciprofloxacin	v.a. Erreger von Harnwegsinfekten inkl. Pseudomonas, aber Schwäche bei Enterokokken; auch multiresistente Erreger v.a. Enterobakterien, zusätzlich H. influenzae., Neisserien, Chlamydien, Mykoplasmen, Legionellen, Mykobakterien, wirksamstes Chinolon gegen P. aeruginosa, *in vitro schlecht wirksam gegen S. aureus*	2 x 500–750 mg p.o. 2–3 x 400 mg i.v.	GIT-NW, allergische Reaktionen, ZNS-Störungen: Schwindel, Harnwegsinfekte, Kopfschmerzen, Krämpfe, psychotische Reaktionen, selten Leukopenie ZNS-Störungen (in ~1%). *Reserveantibiotikum* z.B. für komplizierte Harnwegsinfekte, Prostatitis, Infektionen durch multiresistente gramneg. Erreger. *Cave:* Resistenzentwicklung! Theophyllinspiegel ↑
Moxifloxacin	Erreger von Atemwegsinfektionen, bei V.a. Pneumonie durch penicillinresistente Pneumokokken, Legionellen, Mykoplasmen, Chlamydien und Anaerobier (gegenüber Ciprofloxacin erweitertes Spektrum)	1 x 400 mg p.o. 1 x 400 mg i.v. über mind. 60 min.	QT-Zeit ↑, GIT-NW, psychotische Reaktionen, Theophyllinspiegel ↑, keine Dosisreduktion bei Niereninsuff.

---

* Keine Anwendung in Schwangerschaft, Stillzeit und bei Kindern in der Wachstumsphase (Gefahr von Knorpelschäden).

Glyko- und Lipopeptide

	Spektrum	24-h-Dosis	NW, Bemerkungen
Vancomycin	*empfindlich*: alle grampos. Erreger einschließlich oxacillinresistente Staphylokokken, Enterococcus faecium, C. jeikeium, Clostridium difficile (Oraltherapie der pseudomembranösen Kolitis). *nicht empfindlich*: gramneg. Erreger	4 x 0,5 g oder 2 x 1 g als KI i.v. Bei pseudomembranöser Kolitis 4 x 125–250 mg p.o. für 10 Tage	Exanthem, Phlebitis, BB-Veränderungen, Nephro- und Ototoxizität *Drugmonitoring:* Talspiegel 15–20 mg/l, Bergspiegel 30–40 mg/l Red-man-Syndrom (bei zu schneller Infusion) => 60 min
Teicoplanin (Targocid®)	s. Vancomycin, weniger aktiv gegen S. haemolyticus, aktiver gegen Enterokokken	2 x 400 mg für 3 Tage i.v., dann 1 x 400 mg i.v.	s. Vancomycin, zusätzlich passager Transaminasen ↑ und AP ↑. Talspiegel 5–15 mg/l, Bergspiegel 30–60 mg/l
Daptomycin	s. Vancomycin	1 x 4–6 mg/kg KG	Exanthem, Pilzinfektionen, Kopfschmerzen, Leberenzymanstieg

Andere Antibiotika und Chemotherapeutika

	Spektrum	24-h-Dosis	NW, Bemerkungen
Colistin	ausschließlich gramnegative Erreger: P. aeruginosa, E. coli, A. baumannii	2 x 1 Mio IE inhalativ 3 x 3 Mio IE i.v.	*inhalativ:* Bronchospasmus *i.v.:* neuro- und nephrotoxisch, allergische Reaktionen Loadingdose 9-12 Mio IE
Clindamycin	Anaerobier, Pneumokokken, Streptokokken, oxacillin-sensitive Staphylokokken	4 x 300 mg bis 3 x 600 mg p.o. 3 x 600 mg i.v.	GIT-NW, v.a. Durchfall, selten pseudomembranöse Kolitis, hepatotoxische und allergische Reaktionen
Cotrimoxazol (Trimethoprim/ Sulfamethoxazol)	Sulfonamidkomb. *empfindlich*: gute Wirksamkeit bei Salmonellen, Shigellen, anderen Enterobakterien, S. maltophilia, B. cepacia, Listerien, Nokardien, Pneumocystis	2 x 960 mg i.v. 2 x 960 mg p.o. (pro Tabl. 160 mg TMP/800 mg SMZ) *Pneumocystispneumonie* 20/100 mg/kg KG in 4 Dosen	allergische Reaktionen (häufig Exanthem, selten Stevens-Johnson Sy.), GIT-NW, selten reversible KM-Depression. Krea ↑!

	Spektrum	24-h-Dosis	NW, Bemerkungen
Fosfomycin (Infectofos®)	Staphylokokken und andere grampositive Kokken, H. influenzae, Enterobakterien	3 x 5 g i.v.	Exanthem, GIT-NW, Phlebitis, AP ↑, GOT ↑, GPT ↑, hoher Na$^+$-Gehalt
Fosfomycin-Trometamol	E. coli, K. pneumoniae, P. mirabilis	1 x 8 g p.o. (entspricht 3 g Fosfomycin) Einmalgabe	Kopfschmerzen, Schwindel, Diarrhoe, Nausea, Asthenie Vorsicht bei Zuckerunverträglichkeit
Linezolid	Grampos. Erreger, inkl. MRSA, MRSE und VRE	2 x 600 mg p.o./i.v.	GIT-NW, Kopfschmerzen, BB-Veränderungen, Thrombopenie (→ ab 14 Tage Therapie wöchentlich BB!). max. 28 Tage *WW:* MAO-Hemmer, serotoninhaltige Lebensmittel
Metronidazol	Anaerobier, Gardnerella, Helicobacter Entamoeba histolytica Giardia lamblia Trichomonas vaginalis	3 x 500 mg i.v. 3 x 400 mg p.o.	GIT-NW, periphere Neuropathie, Alkoholintoleranz
Rifampicin	Mykobakterien, Staphylokokken Streptokokken, H. influenzae, Meningokokken; Brucella, Chlamydien, Legionellen	Tuberkulose: 1 x 10 mg/kg KG i.v. 1 x 600 mg p.o. Staphylokokken: 2 x 600 mg p.o./i.v.	Transaminasen ↑, BB-Veränderungen, GIT-NW, selten allergische Reaktionen, ZNS-Störungen, viele WW. Häufig Resistenzentwicklung → nur in Komb.
Rifaximin (Xifaxan®)	E. coli, Salmonella spp., Shigella spp., C. difficile	3 x 200 mg p.o. max. 2 x 400 mg p.o.	rötliche Verfärbung des Urins, Blähungen, Benommenheit
Sulfadiazin	Toxoplasmose (in Kombination mit Pyrimethamin)	50 mg/kg p.o. max 4,0 g in 4 Einzeldosen	Übelkeit, Erbrechen, Nierenschädigung, Blutbildveränderungen
Tigecyclin	weites Spektrum an grampositiven und gramnegativen Erregern, inkl. MRSA, ESBL. *nicht empfindlich:* P. aeruginosa	2 x 50 mg i.v. *initial:* 1 x 100 mg i.v.	passagere Übelkeit und Erbrechen, Diarrhöen, verlängerte aPTT und PT

Anaerobes Spektrum von Antibiotika und Chemotherapeutika

Spektrum	Antibiotika, Chemotherapeutika
unwirksam gegen Anaerobier	Aminoglykoside, Chinolone (Ausnahmen: Moxifloxacin), Cotrimoxazol
wirksam gegen Anaerobier außer Bacteroides fragilis (z.B. Oropharynx)	Penicillin G und V, Aminopenicilline, Ureido-(Breitspektrum-)Penicilline, Cephalosporine
wirksam gegen Anaerobier einschließlich Bacteroides fragilis (z.B. Abdomen)	Penicilline in Komb. mit β-Laktamasehemmern, Meropenem, Clindamycin, Metronidazol. Reserveantibiotika: Chloramphenicol; Fluorchinolon IV
wirksam gegen Clostridium difficile (pseudo-membranöse Kolitis)	Metronidazol, Vancomycin (Oraltherapie), Rifaximin, alternativ Fidaxomicin (extrem teuer)

15.2 Antimykotika

Azole

	Spektrum, Indikation	24-h-Dosis	NW, Bemerkungen
Clotrimazol	Candida, Dermatophyten, Schimmelpilze, dimorphe Pilze	meist lokale Anwendung	GIT-NW
Fluconazol	*empfindlich*: Candida spp. (außer C. glabrata und C. krusei), Cryptococcus (Prophylaxe) *nicht empfindlich*: Aspergillus	1 x 50–400 mg p.o. 1 x 100–800 mg i.v.	gut verträglich, zahlreiche *WW*: mit Med., die über CYP2C9 und CYP3A4 verstoffwechselt werden! *KI*: Astemizol
Itraconazol	Candida (oropharyngeal, ösophageal, systemisch), Aspergillus, Histoplasma, Cryptococcus, (Para-)Coccidioides	1–2 x 200 mg p.o.	GIT-NW, Allergie. *WW*: s. Fluconazol *Cave*: PPI und Säureblocker beeinträchtigen die Resorption!
Ketoconazol	Candida (außer C. krusei, C. glabrata), (Para-)Coccidioides, Histoplasma, Dermatophyten	meist lokale Anwendung	Übelkeit, Exanthem, Hepatitis (ggf. Leberwerte überwachen), Impotenz, Gynäkomastie (NNR-Insuff.). keine Liquorgängigkeit. *WW*: s. Fluconazol

	Spektrum, Indikation	24-h-Dosis	NW, Bemerkungen
Posaconazol (Noxafil®)	Aspergillus, Fusarium spp., Coccidioides, Candida (oropharyngeal)	am 1. Tag 2 x 300 mg p.o./i.v. dann 1 x 300 mg p.o./i.v.	Übelkeit, Erbrechen, Diarrhoe, Fieber *WW:* s. Fluconazol *KI:* z.B. Simvastatin!
Voriconazol	Fluconazol-resistente Candida, Cryptococcus, Fusarium spp., Aspergillose, Therapie der Wahl bei neutropenischem Fieber	am 1. Tag 2 x 6 mg/kg KG i.v., dann 2 x 4 mg/kg KG i.v. am 1. Tag 2 x 400 mg p.o. dann 2 x 200 mg p.o.	GIT-NW, Sehstörungen, Photophobie, 15% Transaminasen ↑, *WW:* s. Fluconazol *KI:* z.B. Carbamazepin, Sirolimus, Astemizol, Chinidin

Polyene

	Spektrum, Indikation	24-h-Dosis	NW, Bemerkungen
Amphotericin B	Candida albicans, Cryptococcus, Aspergillus, biphasische Pilze. Primärtherapie bei systemischen Mykosen	*lokale* Therapie, p.o., *initial* 0,1–0,25 mg/ kg KG, innerhalb von 2 Tagen Vollwirkdosis *normale Dosis:* 1 x 0,6–1 mg/kg KG, max. 1,5 mg/kg KG	GIT-NW, Fieber, Schüttelfrost, RR ↓. Vor Therapiebeginn Testdosis 2–5 mg i.v.! Schmerzen, meist reversibles Nierenversagen (für ausreichende NaCl-Zufuhr sorgen), Thrombophlebitis, Hypokaliämie, BB-Veränderungen. *Cave: WW:* Cumarine. *KI:* schwere Leber- oder Nierenfunktionsschäden
Liposomales Amphotericin B (Ambisome®)	s. Amphotericin B Bei Unverträglichkeit von konventionellem Amphotericin B	1 x 3 mg/kg KG evtl. initial 1 x 1 mg/kg KG	wesentlich weniger NW als konventionelles Amphotericin B, aber sehr teuer. *KI:* s. Amphotericin B

Echinocandine

	Spektrum, Indikation	24-h-Dosis	NW, Bemerkungen
Caspofungin (Cancidas®)	*Empfindlich*: Amphotericin-/ azolresistente Candida und Aspergillus *nicht empfindlich*: Cryptococcus!	*initial* 70 mg i.v., dann 50 mg i.v. > 80 kg: 1 x 70 mg i.v.	besser verträglich als Amphotericin. *NW*: Fieber, lokale Venenreizung, Cephalgie, Transaminasen ↑. Keine Dosisreduktion bei Niereninsuff. *WW*: Ciclosporin

Andere Antimykotika

	Spektrum, Indikation	24-h-Dosis	NW, Bemerkungen
Flucytosin (5-Fluorocytosin, Ancotil®)	generalisierte Mykosen durch Candida, Cryptococcus und Aspergillus, Reserve-Antimykotikum	4 x 25–50 mg/kg KG i.v.	*GIT-NW*: Leuko-, Thrombopenie, Allergie, Transaminasen ↑. Hohe Resistenzrate, daher nur in Komb. mit Amphotericin B. *KI*: Gravidität, Niereninsuff.
Nystatin (Candio-Hermal®)	Candida spp.	*lokal* 4 x 500.000–1.000.000 IE p.o.	*GIT-NW*: Allergie

15.3 Virustatika (außer antiretrovirale Substanzen)

15.3.1 Therapie der Herpesviridae

	Spektrum, Indikation	24-h-Dosis	NW, Bemerkungen
Aciclovir	HSV1, HSV2, VZV, systemisch relativ gut verträglich	Salbe und Tropfen 5 x tägl. p.o.: 5 x 200–800 mg i.v.: 3 x 5–(10) mg/kg KG	Krea ↑, Leberenzyme ↑, Exanthem. Dosisreduktion bei Niereninsuff. Venenreizung (bei i.v-Gabe). Kein Effekt bei postherpetischen Schmerzen
Brivudin (Zostex®)	Varicella-Zoster-Virus	1 x 125 mg p.o.	Übelkeit nicht zusammen mit MTX

15.3.2 Therapie des Zytomegalievirus (CMV)

	Spektrum, Indikation	24-h-Dosis	NW, Bemerkungen
Foscarnet	CMV-Infektionen, aciclovirresistente HSV-Infektion, ggf. EBV, VZV, HHV-6, HHV-8	2 x 90 mg/kg KG über 1 h i.v.	Nausea, Emesis → langsam infundieren, Ca2+ ↑, PO43-↑, Phlebitis, Fieber; ZNS-Symptome, nephrotoxisch → Kreatinin-Kontrollen. Volumen- und Natriumzufuhr!
Ganciclovir (Cymeven®)	CMV (bei Immun-suppression), z.B. Transplantation, AIDS	2 x 5 mg/kg KG i.v.	KM-Depression → BB-Kontrolle, GIT-NW, Leberenzyme ↑, ZNS-Störungen, teratogen
Valganciclovir	CMV (nur Retinits)	2 x 900 mg p.o. über 21 d *Erhaltungsther.* 1 x 900 mg	s. Ganciclovir, Diarrhoen häufiger

15.3.3 Andere Virustatika

	Spektrum, Indikation	24-h-Dosis	NW, Bemerkungen
Entecavir (Baraclude®)	Hepatitis-B-Virus	1 x 500 mg p.o.	Kopfschmerzen, GIT-NW, Somnolenz, Erschöpfung
Lamivudin (Zeffix®)	Hepatitis-B-Virus	1 x 100 mg p.o.	Leberenzymerhöhung, Resistenzentwicklung (10–32% nach 1 Jahr, bis 70% nach 4 Jahren)
Ribavirin	chronische Hepatitis-C-Virus-infektion (HCV)	800–1.400 mg basierend auf Körpergewicht, verteilt auf 2 Gaben	pulmonal, hämolytische Anämie, nur in Verbindung mit (PEG) Interferon-alfa-2b
Tenofovir (Viread®)	Hepatitis-B-Virus	1 x 245 mg p.o.	Magen-Darm-Beschwerden, Kopfschmerzen, ALT-Erhöhung

16 Empfehlungen zur (Höchst-)Dosierung bei Niereninsuffizienz, Hämodialyse und Hämofiltration

Diese Empfehlungen geben einen Anhaltspunkt. Jeder Fall muss durch den behandelnden Arzt individuell beurteilt werden. Die Daten beruhen u.a. auf dem Renal Drug Handbook, dem Sanford Guide to Antimicrobial Therapy und der „Wiener Liste". Hilfestellung liefert auch dosing.de.

Bei eingeschränkter Nierenfunktion sollte Folgendes beachtet werden:

- Stadium der Nierenfunktionseinschränkung feststellen (abhängig von der GFR – diese wird vom Labor zu jedem bestimmten Serumkreatinin berechnet)
- Akute oder chronische Niereninsuffizienz? Verlauf kontrollieren!
- nephrotoxische Wirkstoffe vermeiden
- **Initialdosis wie beim Nierengesunden**
- Erhaltungsdosis gemäß der Proportionalitätsregel nach Dettli entweder in
  - reduzierter Dosis oder mit
  - verlängertem Dosierungsintervall

Therapeutisches Drug Monitoring wird insbesondere empfohlen bei der Gabe von Gentamicin, Vancomycin, Tobramycin und Amikacin.

	Normale Dosis	Niereninsuffizienz	Hämodialyse (HD)	Hämofiltration
Amikacin i.v.	1 x 15 mg/kg Ziel: Talspiegel 10 myg/ml	GFR 30–50 ml/min: 1 x 7,5 mg/kg GFR 10–30 ml/min: 1 x 4 mg/kg GFR < 10 ml/min: 1 x 4 mg/kg alle 2 Tage	1 x 4 mg/kg alle 2 d Gabe nach der HD	1 x 7,5 mg/kg
Amoxicillin p.o.	3 x 1 g	GFR 10–50 ml/min: normale Dosis GFR < 10 ml/min: 2 x 500 mg	1 x 500–1000 mg an Dialysetagen nach HD	Normale Dosierung
Amoxicillin/ Clavulansäure p.o.	2–3 x 875/ 125 mg	GFR 10–30 ml/min: 2 x 875/125 mg GFR < 10 ml/min: 1 x 875/125 mg	1 x 875/125 mg	
Amphotericin B liposomal	3–6 mg/kg/d	Normale Dosierung	Normale Dosierung	Normale Dosierung
Ampicillin i.v.	4 x 3 g	GFR 10–20 ml/min: 4 x 2 g GFR < 10 ml/min: 4 x 1 g	4 x 1 g	4 x 2 g
Ampicillin/ Sulbactam i.v.	3 x 3 g	GFR 10–30 ml/min: 2 x 3 g GFR < 10 ml/min: 1 x 3 g	1 x 3 g	Normale Dosierung
Caspofungin i.v.	initial 1 x 70 mg, dann 1 x 50–70 mg	Normale Dosierung	Normale Dosierung	Normale Dosierung
Cefazolin i.v.	3 x 2 g	GFR 30–50 ml/min: 2 x 2 g GFR 10–30 ml/min: 2 x 1 g GFR < 10 ml/min: 2 x 500 mg	Normale Dosierung	Normale Dosierung
Cefepim i.v.	3 x 2 g	GFR 30–50 ml/min: 2 x 2 g GFR 10–30 ml/min: 2 x 1 g GFR < 10 ml/min: 1 x 1 g	1 x 1 g an Dialysetagen nach HD	2 x 1 g
Cefpodoxim p.o.	2 x 200 mg	GFR 10–40 ml/min: 1 x 200 mg GFR < 10 ml/min: 1 x 100 mg	Startdosis 1 x 200 mg nur nach Dialyse 200 mg	1 x 200 mg

	Normale Dosis	Niereninsuffizienz	Hämodialyse (HD)	Hämofiltration
Ceftazidim i.v.	3 x 2 g	GFR 10–50 ml/min: 2 x 2 g GFR 10–30 ml/min: 2 x 1 g GFR < 10 ml/min: 2 x 500 mg	1 x 1 g an Dialysetagen nach HD	2 x 2 g
Ceftriaxon i.v.	1 x 2 g	Normale Dosierung	Normale Dosierung	Normale Dosierung
Cefuroxim i.v.	3 x 1,5 g	GFR 10–20 ml/min: 2 x 1,5 g GFR < 10 ml/min: 1 x 1,5 g	1 x 1,5 g	1–2 x 1,5 g
Cefuroximaxetil p.o.	2 x 500 mg	Normale Dosierung	Normale Dosierung	Normale Dosierung
Ciprofloxacin p.o.	2 x 750 mg	GFR 10–30 ml/min: 2 x 500 mg GFR < 30 ml/min: 1 x 500 mg	1 x 500 mg an Dialysetagen nach HD	Normale Dosierung
Ciprofloxacin i.v.	3 x 400 mg	GFR 10–50 ml/min: 2 x 400 mg GFR < 10 ml/min: 1 x 400 mg	1 x 400 mg an Dialysetagen nach HD	Normale Dosierung
Clarithromycin p.o./i.v.	2 x 500 mg	GFR < 30 ml/min: 2 x 250 mg	2 x 250 mg	Normale Dosierung
Clindamycin p.o.	3 x 600 mg	Normale Dosierung	Normale Dosierung	Normale Dosierung
Clindamycin i.v.	4 x 300 mg	Normale Dosierung	Normale Dosierung	Normale Dosierung
Colistin i.v.	3 x 3 Mio IE loading dose 9 Mio IE	GFR 30–50 ml/min: 2 x 4 Mio IE GFR 15–30 ml/min: 2 x 3 Mio IE GFR < 15 ml/min: 2 x 2 Mio IE	2 x 1,5 Mio IE an Dialysetagen nach HD	bis zu 8 Mio IE alle 12h
Co-trimoxazol p.o./i.v.	2 x 960 mg	GFR 15–30 ml/min: 1 x 960 mg GFR < 15 ml/min: Anwendung vermeiden	1 x 960 mg	1 x 960 mg
Daptomycin i.v.	6 mg/kg/d	GFR < 30 ml/min: 4–6 mg/kg alle 48 h	alle 48h nach Dialyse	4–6 mg/kg alle 48h
Doxycyclin p.o./i.v.	1 x 100 mg	Normale Dosierung	Normale Dosierung	Normale Dosierung

	Normale Dosis	Niereninsuffizienz	Hämodialyse (HD)	Hämofiltration
Erythromycin i.v.	3 x 1 g	GFR < 30 ml/min: 2 x 1 g	2 x 1 g	2 x 1 g
Fidaxomicin p.o.	2 x 200 mg	Normale Dosierung	Normale Dosierung	Normale Dosierung
Flucloxacillin i.v.	6 x 2 g	GFR 30–50 ml/min: 3 x 2 g GFR 10–30 ml/min: 2 x 2 g GFR < 10 ml/min: 3 x 1 g	2 x 1 g	3 x 2 g
Fosfomycin i.v.	3 x 5 g	GFR 30–50 ml/min: 3 x 3 g GFR 10–30 ml/min: 3 x 2 g GFR < 10 ml/min: 2 x 2 g	Startdosis 1 x 4 g nur nach Dialyse 2–4 g	2 x 5 g
Gentamicin i.v.	1 x 5–7 mg/kg Ziel: Talspiegel 1 µg/ml	GFR 30–70 ml/min: 1 x 3–5 mg/kg GFR 10–30 ml/min: 1 x 2–3 mg/kg GFR < 10 ml/min: 1 x 2 mg/kg alle 2 Tage	1 x 2 mg/kg alle 2 Tage nach Dialyse	1 x 3–5 mg/kg
Linezolid p.o./i.v.	2 x 600 mg	Normale Dosierung	Normale Dosierung	Normale Dosierung
Meropenem i.v.	3 x 1 g 3 x 2 g (Meningitis)	GFR 30–50 ml/min: 2 x 1 g GFR 10–30 ml/min: 2 x 500 mg GFR < 10 ml/min: 1 x 500 mg	1 x 1000 mg an Dialysetagen nach HD	1 x 1 g
Metronidazol p.o.	3 x 400 mg	Normale Dosierung	Normale Dosierung	Normale Dosierung
Metronidazol i.v.	3 x 500 mg	Normale Dosierung	Normale Dosierung	Normale Dosierung
Moxifloxacin p.o./i.v.	1 x 400 mg	Normale Dosierung	Normale Dosierung	Normale Dosierung
Nitrofurantoin p.o.	3 x 100 mg	GFR < 40 ml/min: keine Anwendung, da im Urin keine ausreichenden Konzentrationen erreicht werden		

	Normale Dosis	Niereninsuffizienz	Hämodialyse (HD)	Hämofiltration
Penicillin V p.o.	4 x 1 Mega	Normale Dosierung	Normale Dosierung	Normale Dosierung
Penicillin G i.v.	3 x 10 Mega	GFR 10–50 ml/min: 3 x 5 Mega GFR < 10 ml/min: 2 x 5 Mega	2 x 5 Mega	3 x 5 Mega
Piperacillin / Tazobactam i.v.	3 x 4,5 g	GFR < 20 ml/min: 2 x 4,5 g	2 x 4,5 g	Normale Dosierung
Posaconazol p.o./i.v.	1 x 300 mg	Normale Dosierung	Normale Dosierung	Normale Dosierung
Rifampicin p.o./i.v.	2 x 450–600 mg inf. TEP, Endokarditis	Normale Dosierung	Normale Dosierung	Normale Dosierung
Rifaximin p.o.	2 x 400 mg	Normale Dosierung geringe gastro-intestinale Resorption		
Tigycyclin i.v.	2 x 50 mg	Normale Dosierung	Normale Dosierung	Normale Dosierung
Vancomycin i.v.	2 x 1 g	s. Kap. 16.1		
Voriconazol p.o./i.v.	initial 2 x 400 mg, dann 2 x 200 mg	Normale Dosierung	Normale Dosierung	Normale Dosierung

16.1 Therapiehinweise zu Vancomycin

Applikation	Indikation	Vorsicht!	Monitoring
parenteral	■ Endokarditis ■ Infektionen der Knochen und Gelenke ■ Pneumonie ■ Sepsis ■ Weichteilinfektionen	**Keine Oralisierung möglich!**	■ Talspiegelbestimmung am 2. Tag: Blutentnahme unmittelbar **vor** der nächsten Gabe, danach ggf. Dosis- oder Intervallanpassung ■ Probenmaterial: Serum in **weißer** Monovette ■ Spiegelbestimmung bei hämodynamisch stabilen Patienten 1x pro Woche, sonst täglich ■ bei Therapiedauer > 7 Tage: Blutbild wegen Neutropenie-Risiko Talspiegel[1,2]: 10-15 mg/l, bei schweren Infektionen bis 20 mg/l

Dosierung: Erwachsene und Kinder ab 12 Jahren

Startdosis[1,2]	Erhaltungsdosis bei normaler Nierenfunktion[1,2]	Dosisanpassung bei eingeschränkter Nierenfunktion
25 mg bis 30 mg/kg	15-20 mg/kg alle 8-12 Stunden	Tagesdosis in 1-2 Gaben → siehe Tabelle

Kreatinin-Clearance bis [ml/min]	größer 90	90	80	70	60	50	40	30	20	10
Vancomycin-Folgedosis	100 %	90 %	80 %	70 %	60 %	50 %	40 %	30 %	20 %	10 %

[1] Rybak M, Lomaestro B, Rotschafer JC, et al: Therapeutic monitoring of vancomycin in adult patients: A consensus review of the American Society of Health-System Pharmacists, the Infectious Diseases Society of America, and the Society of Infectious Diseases Pharmacists. Am J Health Syst Pharm 2009; 66(1):82-98.
[2] Liu C, Bayer A, Cosgrove SE, et al: Clinical practice guidelines by the infectious diseases society of america for the treatment of methicillin-resistant Staphylococcus aureus infections in adults and children. Clin Infect Dis 2011; 52(3):e18-e55.

Unerwünschte Arzneimittelwirkungen bei parenteraler Applikation

Nephrotoxisch
(reversibel nach Absetzen)

besonders bei hohen Vancomycin-Dosen
Vorsicht bei Kombination mit Aminoglykosiden!
Vorsicht bei eingeschränkter Nierenfunktion!

→ Spiegelbestimmung und Dosisanpassung

Ototoxisch
(irreversibel)

besonders bei bestehender Schädigung des Gehörs
Vorsicht bei Vancomycin-Spiegeln über 80mg/l

→ Spiegelbestimmung und Dosisanpassung

**„red-men-syndrom" =
Erythrodermie**

bei Infusionszeit < 60 Minuten,
zusätzlich können Schmerzen und Thrombophlebitis
auftreten

Zu beachten bei Infusion!

Ausreichende Verdünnung
- mindestens 100 ml pro 0,5 g bzw. mindestens 200 ml pro 1 g

Patienten mit eingeschränkter Flüssigkeitsaufnahme
- 0,5 g/50 ml bzw. 1,0 g/100 ml

Infusionsgeschwindigkeit
- nicht mehr als 10 mg/min
- Einzeldosen von 600 mg über
  mindestens 60 Minuten!

Sonstige Indikation:
Staphylokokken-Enterokolitis und Pseudomembranöse Enterokolitis durch Clostridium difficile (2. Wahl)

Orale Applikation!

Dosierung:

4 x 125 mg pro Tag

(Pulver aus der Durchstechflasche kann zur
Herstellung einer Lösung zum Einnehmen
verwendet werden, zugelassen gemäß Fach-
info: 500 mg in 30 ml Wasser)

Parenterale Applikation ist bei dieser Indikation unwirksam!

Keine Spiegelbestimmung möglich!

17 Antiinfektiva in der Schwangerschaft (Positivliste)

Arzneimittel	1.-12. SSW	13.-39. SSW	Um die Geburt	Stillperiode
Aciclovir	+	+	+	+
Aminoglykosidantibiotika	–	–	–	(+)
Amoxicillin + Clavulansäure	+	+	+	+
Amphotericin B (systemisch)	–	(–)	(–)	(+)
Ampicillin	+	+	+	+
Cephalosporine	(+)	+	+	+
Ciprofloxacin	(+)	(+)	(+)	(+)
Clarithromycin	(–)	(–)	(–)	(+)
Clindamycin	(+)	(+)	(+)	(–)
Clotrimazol	(+)	+	+	+
Cotrimoxazol	–	(+)	(+)	*
Daptomycin	(–)	(–)	(–)	–
Erythromycin	(+)	+	+	+
Flucloxacillin	+	+	+	+
Fosfomycin	(+)	(+)	(+)	+
Nystatin	+	+	+	+
Meropenem	(+)	(+)	(+)	(+)

Metronidazol	(–)	(–)	(–)	(–)
Penicillin G + V	+	+	+	+
Piperacillin + Tazobactam	+	+	+	+
Rifampicin (bei Tbc)	+	+	+	+
Sulfonamide	–	(–)	–	*
Tetrazykline	(–)	–	–	(+)

+ ohne Bedenken indikationsgerecht zu verordnen

(+) bei strenger Indikationsstellung anzuwenden

(–) Verordnung nur im Ausnahmefall

– nicht empfohlen oder kontraindiziert (ggf. Stillpause)

* nicht in den ersten vier Wochen

18 Tagestherapiekosten Antibiotika/Antimykotika

Penicilline

Wirkstoff	Normdosen		TTK
Penicillin V	3 x 1,5 Mega	oral, fest	< 1 €
	3 x 1,5 Mega	oral, liquid	< 1 €
Penicillin G	4 x 1 Mega	i.v.	2–5 €
(Benzylpenicillin)	4 x 5 Mega	i.v.	5–10 €
	3 x 10 Mega	i.v.	10–20 €
Flucloxacillin	3 x 1 g	oral, fest	1–2 €
	6 x 2 g	i.v.	10–20 €
Amoxicillin	3 x 1 g	oral, fest	< 1 €
	3 x 1 g	oral, liquid	< 1 €
Ampicillin	3 x 0,5 g	i.v.	1–2 €
	3 x 1 g	i.v.	1–2 €
	3 x 2 g	i.v.	2–5 €
	3 x 5 g	i.v.	5–10 €
Amoxicillin +	2 x 875/125 mg	oral, fest	< 1 €
Clavulansäure	3 x 625 mg	oral, liquid	2–5 €
Ampicillin comp	3 x 1,5 g	i.v.	2–5 €
(Ampicillin + Sulbactam)	3 x 3,0 g	i.v.	2–5 €
Piperacillin + Tazobactam	3 x 4,5 g	i.v.	2–5 €

Cephalosporine

Handelsname	Normdosen		TTK
Cefaclor	3 x 500 mg	oral, fest	1–2 €
	3 x 500 mg	oral, liquid	1–2 €
Cefazolin	3 x 2 g	i.v.	2–5 €
Cefuroxim	2 x 500 mg	oral, fest	< 1 €
	2 x 500 mg	oral, liquid	1–2 €
	3 x 1,5 g	i.v.	2–5 €
Ceftriaxon	1 x 2 g	i.v.	< 1 €
Ceftazidim	3 x 2 g	i.v.	5–10 €
Cefpodoxim	2 x 100 mg	oral, fest	< 1 €
	2 x 200 mg	oral, fest	< 1 €
Cefepim	3 x 2 g	i.v.	20–50 €

Carbapeneme

Handelsname	Normdosen		TTK
Meropenem	3 x 1 g	i.v.	10–20 €
	3 x 2 g	i.v.	20–50 €

Aminoglykoside

Handelsname	Normdosen		TTK
Gentamicin	320 mg	i.v.	< 1 €
Tobramycin	320 mg	i.v.	20–50 €
Amikacin	1000 mg	i.v.	20–50 €

Makrolide

Handelsname	Normdosen		TTK
Clarithromycin	2 x 250 mg	oral, fest	< 1 €
	2 x 500 mg	oral, fest	< 1 €
	2 x 250 mg	oral, liquid	< 1 €
	2 x 500 mg	i.v.	5–10 €
Erythromycin	4 x 500 mg	oral, liquid	< 1 €
	3 x 1 g	i.v.	5–10 €

Chinolone

Handelsname	Normdosen		TTK
Ciprofloxacin	2 x 500 mg	oral, fest	< 1 €
	2 x 750 mg	oral, fest	< 1 €
	2 x 500 mg	oral, liquid	5–10 €
	2 x 400 mg	i.v.	2–5 €
Moxifloxacin	1 x 400 mg	oral, fest	< 1 €
	1 x 400 mg	i.v.	2–5 €

Glyco- u. Lipopeptide

Handelsname	Normdosen		TTK
Vancomycin	4 x 500 mg	i.v.	2–5 €
	2 x 1 g		2–5 €
Teicoplanin	1 x 400 mg	i.v.	50–75 €
Daptomycin	1 x 350 mg	i.v.	75–100 €
	1 x 500 mg	i.v.	100–150 €

Sonstige

Handelsname	Normdosen		TTK
Linezolid	2 x 600 mg	oral, fest	10–20 €
	2 x 600 mg	i.v.	5–10 €
Fosfomycin	3 x 5 g	i.v.	75–100 €
	1 x 3 g	oral	10–20 €
Tigecyclin	2 x 50 mg	i.v.	100–150 €
Cotrimoxazol	2 x 960 mg	oral, fest	< 1 €
	2 x 960 mg	oral, liquid	< 1 €
	2 x 960 mg	i.v.	1–2 €
Clindamycin	4 x 300 mg	oral, fest	< 1 €
	4 x 300 mg	oral, liquid	5–10 €
	3 x 600 mg	i.v.	2–5 €
Colistin	3 x 3 Mio I.E.	i.v.	75–100 €

Handelsname	Normdosen		TTK
Doxycyclin	1 x 100 mg	oral, fest	< 1 €
	1 x 100 mg	i.v.	< 1 €
Rifampicin	1 x 600 mg	oral, fest	2–5 €
	1 x 600 mg	i.v.	5–10 €
Metronidazol	2 x 400 mg	oral, fest	< 1 €
	3 x 500 mg	i.v.	1–2 €
Nitrofurantoin	2 x 50 mg	oral, fest	< 1 €
Fidaxomicin	2 x 200 mg	oral, fest	150–200 €
Rifaximin	2 x 400 mg	oral, fest	2–5 €

Antimykotika

Präparat		Dosis/Tag	TTK für 70 KG Patient
Amphotericin			
i.v.	Amphothericin B 50 mg TRS	0,6–1 mg/kg KG/d x 1	* 70–140 €
	Ambisome® 50 mg TRS (liposomal)	1–3 mg/kg KG x 1	** 200–500 €
Caspofungin			
i.v.	Cancidas® 50 mg TRS	50 mg x 1	300–350 €
	Cancidas® 70 mg TRS	70 mg initial	400–500 €
Anidulafungin			
i.v.	Ecalta®	100 mg x 1	250–300 €
		200 mg *initial*	500–600 €
Fluconazol			
i.v.	Fluconazol 400 mg	400 mg x 1	1–2 €
p.o.	Diflucan 50 mg/10 ml Saft	400 mg x 1	20–50 €
	Fluconazol 200 mg KPS	400 mg x 1	1–2 €
Itraconazol			
p.o.	Sempera® 10 mg/ml LIQUID 150 ml	2,5 mg/kg KG x 2	10–20 €
	Sempera® 100 mg KPS	200 mg x 2	2–5 €
Voriconazol			
i.v.	Vfend® 200 mg TRS	200 mg x 2	250–300 €
p.o.	Vfend® 200 mg FTBL	200 mg x 2	50–100 €
	Vfend® 40 mg/ml Susp 70 ml	200 mg x 2	10 ml = 150–200 €

Präparat	Dosis/Tag	TTK für 70 KG Patient
Posaconazol		
i.v. Noxafil® 300 mg INF	300 mg x 1	400–450 €
p.o. Noxafil® 100 mg TBL	300 mg x 1	100–150 €

*   für 70 kg Patienten: 42–70 mg/pro Tag, d.h. 1–2 x 50 mg AMP
**   für 70 kg Patienten: max. 210 mg pro Tag, d.h. 5 x 50 mg AMP

Stand: November 2016

Hinweis: Für diese Tabelle wurden Preise der Krankenhausapotheke der Asklepios Kliniken Hamburg GmbH zugrundegelegt. Dosierungen sind übliche Erhaltungsdosen (lt. Fachinformation der Hersteller), alle Preise in Euro inkl. MwSt.

Sachwortverzeichnis

Notizen

Notizen